의료산책 1
광장으로 나온 의료

의료산책 1 - 광장으로 나온 의료

발행일	2024년 1월 30일		
지은이	김장한		
펴낸이	손형국		
펴낸곳	(주)북랩		
편집인	선일영	편집	김은수, 배진용, 김다빈, 김부경
디자인	이현수, 김민하, 임진형, 안유경, 한수희	제작	박기성, 구성우, 이창영, 배상진
마케팅	김회란, 박진관		
출판등록	2004. 12. 1(제2012-000051호)		
주소	서울특별시 금천구 가산디지털 1로 168, 우림라이온스밸리 B동 B113~114호, C동 B101호		
홈페이지	www.book.co.kr		
전화번호	(02)2026-5777	팩스	(02)3159-9637

ISBN   979-11-93716-46-5 93510 (종이책)   979-11-93716-47-2 95510 (전자책)

(주)북랩 성공출판의 파트너

북랩 홈페이지와 패밀리 사이트에서 다양한 출판 솔루션을 만나 보세요!

홈페이지 book.co.kr   •   **블로그** blog.naver.com/essaybook   •   **출판문의** book@book.co.kr

---

작가 연락처 문의 ▸ ask.book.co.kr

작가 연락처는 개인정보이므로 북랩에서 알려드릴 수 없습니다.

법의학자, 생명의 가치와 윤리를 묻다

의료산책 1
광장으로 나온 의료

김장한 지음

고도로 발달한 의료는
필연적으로 생명 윤리와 마찰을 빚고,
우리는 그 경계에서 어려운 선택을 해야 한다.

광장으로 나온 의료,
법의학자 김장한이 그 선택을 위해
여러분과 함께한다!

북랩

　의료가 진료 현장에만 머무르지는 않습니다. 사회 문제가 이전보다 점점 더 많이 의료화(medicalization)되는 현상을 보면 이를 알 수 있습니다. 예를 들어 흡연이나 음주가 개인의 결정 문제, 사회적 해악 문제로부터 중독이라는 질병으로 해석되는 현상입니다. 반대로 누구에게나 공평하게 다가오는 죽음이라는 현상이 병원의 의료결정 문제가 되고 있는 것은 현대 의료가 사회화(socialization) 진행된 대표적인 사례입니다.

　병원에서 환자가 심박동이 멎은 경우, 인공심폐소생술을 사용하여 심박동을 되돌리는 것은 가능한 일입니다. 그런데 만약 환자가 회생 가능성이 없는 경우, 생의 마지막 단계에 이른 경우라면 의료는 환자에게 불필요한 고통을 주는 것이 아닐까요? 전 세계적으로 지난 반세기 동안 현장에서 이 문제가 끊임없이 대두되었고, 의료의 발달과 함께 이 문제는 우리 주변에서 우리의 삶에 많은 영향을 주었습니다.

　회생 가능성이 있는 환자와 회생 가능성이 없는 환자는 언제, 어떻게 판단되는가? 그 과정에서 환자의 자기결정권은 어디까지 미치게 되는 것인가? 회생 가능성이 있는 환자에 대한 의료 제공은 당연한 것이라고 보지만, 회생 가능성이 없는 환자에 대한 의료 제공은 생명 집착적 의료라고 할 수 있습니다.

회생 가능성이 없다는 것은 어떻게 정의할 수 있는가? 몇 퍼센트의 가능성이 있어야 회생 가능성이 있다고 할 것인가? 지속적 식물 상태 환자는 수년 또는 십 년이 넘는 동안 의식이 없는 상태로 생존하게 됩니다. 이 환자들에게 생존 가능성은 무슨 의미가 있는가?

의료윤리의 한 부분으로 그동안 논의된 부분도 있었으며, 이는 우리나라와 다른 나라에서 법원의 판결과 이를 제도화하는 입법으로 나타났습니다. 개별 사건으로 분절화되어 나타나는 것들도 있습니다. 1997년 12월 보라매 병원에서 발생한 의학적 조언에 반한 퇴원(Discharge Against Medical Advice, DAMA) 사건과 2007년 연세대학교 세브란스 병원의 김 할머니 사건 등입니다. 대법원에서 전자는 부정했고, 후자는 인공호흡기 제거를 인정했습니다.

이 판결에 대한 여러 가지 논쟁 이후에 우리나라 국회는 연명의료결정법을 제정하게 됩니다. 이 법에서 임종기 환자라는 개념을 도입하면서 연명의료결정이라는 법의 제정 목적과 실효성에 문제가 발생하게 되었습니다. 이로 인하여 국회에서는 말기 환자에 대한 연명의료중단을 인정하자는 개정안이 나왔지만 이에 대한 반대 의견이 많았고, 대다수의 국민들은 해당 논의에 대하여 자세히 알지 못하는 상황이라고 판단합니다.

해당 분야를 공부한 사람으로서 내용을 잘 정리해서 제공하는 것이 의무라고 생각했습니다. 이런 여러 문제들을 주제로 하여 평소 발표하였던 글들을 모아서 순서대로 나열하여 책을 엮어보았습니다. 부족하지만 우리나라 학계에서 고민하였던 문제들을 모았기 때문에, 읽는 분들에게도 그 의미가 좀 더 가슴에 와닿지 않을까 하는 희망을 가져봅니다.

2024년 1월

김장한

차례

제2장
죽음과 죽어감에 관하여

제3장
생명의 시작과 인간됨에 대하여

제1장

의료에서의
윤리 논쟁

1. 윤리 이론과 의료의 관계

우리는 의료를 행하면서 여러 가지 의문에 부딪히게 된다. 왜 환자의 자율성을 존중해야 하는가? 환자가 자율성을 가진다는 의미는 치료에 관한 모든 것들을 환자 스스로가 결정할 수 있다는 것인가? 그렇다면 의료인들이 많은 시간을 들여서 획득한 의료 전문성에 기초를 둔 판단은 무의미한 것인가?

이런 의문들에 대한 해답을 얻기 위해서는 좀 더 일반적인 관점에서 사물을 분석하는 능력을 가져야 한다. 윤리 이론은 의료 현장에서 새롭게 나타나는 구체적 사건들에 대하여 여러 가지 관점에서 숙고할 수 있도록 일반적인 관점을 제공해주고, 이를 통하여 의료인들은 개별적인 사안에 대한 적절한 해답을 찾을 수 있게 된다.

물론 단순하게 윤리 이론을 수학 공식처럼 적용시키는 것만으로 모든 문제들이 해결되는 것은 아니다. 사실적인 면—과학적 사실—만이 의료인 판단의 기초가 되어서는 안 된다. 의료인들의 결정에는 과학적 사실과 함께 이에 대한 윤리적 가치 판단이 중요한 고려 사항이 되어야 하며, 이러한 방식을 통해서 좀 더 정당한 결정을 내리게 된다. 또한 이러한 윤리적 가치 논쟁은 법학적 방법론을 통하여 법학 이론으로 흡수되었다는 것도 우리가 윤리 이론을 공부해야 하는 한 가지 이유가 된다.

2. 결과주의
(consequentialism)[1]

행위의 윤리성은 그로 인해 발생한 결과에 따라 판단해야 한다는 이론이다. 선택한 행위가 좋은 결과를 가져온다면 그것은 정당한 것이 된다. 예를 들어보자. 만약 환자가 매우 심약하면 치료를 위해 반드시 시행해야 할 검사에 대해서도 걱정을 매우 심하게 할 것이다. 만약 검사에 대한 부작용을 진실하게 설명한다면, 발생할 확률이 너무나도 낮은 진단상의 부작용을 겁내서 환자는 그 검사를 받지 않으려 할 것이다. 그렇다면 환자는 적절한 치료를 받을 수가 없고 죽게 될지도 모른다. 이때 의사가 환자의 질병을 낫게 하려는 목적으로 검사 방법에 대한 부작용의 일부를 숨겼고, 환자가 이를 모른 채 검사를 받았다. 만약 무사히 검사가 진행되었고 환자가 이를 바탕으로 적절한 치료를

---

1 불법(不法)에 대한 반가치(反價値) 논쟁: 형법의 불법론에서 반가치 논쟁은 실질적 위법성의 내용을 어디서 찾아야 하는가에 관한 논쟁이다. 법익(法益)의 침해나 위험에 불법의 실체가 있다고 보는 입장을 결과반가치론이라 하고, 행위 자체에 대한 부정적 가치 판단을 중요시하게 보는 입장은 행위반가치론이라고 한다. 결과주의는 결과반가치주의와 그 맥락을 같이한다.

받아서 완치되었다면, 이때 의료인의 거짓말(부작용 숨기기, 또는 적절한 동의 없음)은 윤리적으로 정당한 행위가 된다.

결과주의라고 하여 행위에 관련된 모든 결과를 가치 판단의 대상으로 삼을 수는 없다. 행위와 결과와의 관련성을 적당한 수준에서 제한하지 않으면, 결과주의는 마치 종교적 인과율과 같이 세상의 모든 사건에 대하여 원인 행위를 관련지으려 할 것이기 때문이다. 이러한 제한이 없다면, 살인 범죄가 발생한 경우 범인을 출산하였기 때문에 범죄자의 어머니에게 살인죄의 방조죄를 묻는 것도 가능하게 된다. 즉, 어머니의 출산은 윤리적으로 정당하지 못한 것이 된다.[2]

결과주의 이론의 장점은 판단 기준이 명확하다는 것이다. 불확실한 점은 주어진 사실에서 과연 예견된 결과가 발생할 것인가 하는 인과성에 대한 판단 측면이다. 또한 단순한 결과주의는 어떠한 결과를 도덕적으로 정당한 것으로 볼 것인지에 대한 판단 기준을 제공하지 못한다는 점에서 이론적으로 불완전하다. 이러한 판단 기준을 제공하는 이론 중의 하나가 공리주의(utilitarianism)다. 공리주의에서는 '최대 다수의 최대 행복'이라는 결과를 가져다주는 것은 윤리적으로 정당한 것이라고 본다. 공리주의는 행복이나 불행을 계산함에 있어서 모든 주체를 동일하게 평가하도록 한다. 귀족의 행복은 거지의 행복과 동일한 가치를 지닌다. 자신의 행복은 다른 사람의 행복과 동일한 가치를 지닌다. 이러한 측면이 공리주의를 민주주의의 도덕 철학으로 기능하게

---

2 결과주의는 예견 가능(foreseeable)하였는지를 기준으로 하여 그 범위를 제한하게 된다. 법적으로는 인과관계론에서 이러한 문제들을 다루게 되며, 우리나라의 경우 상당인과관계론에 의하여 인과관계의 지나친 확장을 제한하고 있다.

하였다. 한편으로, 공리주의는 주체의 범위를 인간에 한정하지 않았다. 그 결과 공리주의는 최대 다수를 계산함에 있어서 인간 외에 동물도 산입하였고, 이러한 태도는 동물해방론으로 나타나고 있다.[3]

단순하게 행복의 총합이 불행의 총합보다 크다면 그것을 가져오는 행동은 정당하다고 해보자.[4] 공리주의는 행복, 불행, 즐거움, 고통이라고 하는 구체적인 판단 기준을 제공하고 있다. 그렇지만, 결과주의에서 제시한 기준을 구체적으로 객관화하는 것은 다른 문제다. 최대 다수의 최대 행복을 산출하기 위하여 행복과 불행에 구체적인 값을 주고 이를 합산하는 것이 가능할까? 예를 들어보자. 다른 사람을 위해서 사후에 자신의 장기를 기증한다는 장기기증 약속은 공리주의의 측면에서 보면 가장 이상적인 상황이 될 수 있다. 그렇지만 실제로 장기기증 약속을 그렇게 많이 하는 것 같지는 않다. 사람들은 이러한 약속을 미리 하면 혹시나 자신이 사고를 당했을 때, 최선의 치료를 받지 못하고 장기기증의 목적으로 쉽게 죽게 되지나 않을까 걱정할 수 있다. 과연 이러한 걱정은 터무니없는 것일까? 과연 장기기증 약속과 이러한 걱정에는 각각 얼마의 값을 주어야 할 것인가?

공리주의에 비추어 정당한 결과가 우리의 직관에 의하여 거부되는 예를 찾는 것 역시 쉬운 일이다. 무고한 한 사람의 생명을 희생하여 여

---

3 현대의 공리주의자 Peter Singer는 동물해방론(Animal Liberation)을 저술하였다. 그는 이 책에서 모든 동물은 평등하다고 하였고, 동물을 연구를 위한 도구로 사용하는 것에 반대하였다. 그는 이러한 것을 '종차별'이라고 하였으며, 동물에 대한 인간의 행위를 흑인에게 자행하였던 백인의 폭력에 비교하고 있다.

4 공리주의는 유용성에 대한 판단 기준으로 쾌락을 가져오거나(쾌락적 공리주의), 사람들이 선호하는 것(선호 공리주의) 등으로 정의한다.

러 명의 생명을 구할 수 있다면, 우리는 그 결과를 윤리적으로 정당하다고 볼 수 있을 것인가? 여러 명에게 장기이식을 하기 위하여 무고한 한 사람의 생명을 빼앗는 것이 그 예가 될 수 있다. 마찬가지로 한 사람의 행복을 빼앗아서 그를 비참한 상태에 빠지게 함으로써 다른 사람들의 행복이 증가하고, 이로 인하여 그 사회가 가지는 행복의 총합이 증가한다면 우리는 이것을 받아들여야 하는가?

사회를 구성하는 소수에 대한 억압 역시 마찬가지다. 생산을 확대하고 풍요로운 삶을 영위하기 위해서 노예 제도를 유지하는 것은 정당한 것인가? 이러한 무차별적인 공리주의에 대하여 제한을 가하는 것은 당연해 보인다.

여기에 대한 전통적 공리주의자들 사이의 답변은 행위(act) 공리주의와 규칙(rule) 공리주의를 구별하는 것이다. 행위 공리주의자들은 일반화를 거부하고 개별 행위가 가져오는 유용성 증진을 판단한다. '진실을 말하는 것이 최대 선을 가져온다'라고 하여도 최대 선이 오지 않는 경우가 있다면, 진실을 말해야 한다는 규칙에 의한 행동은 옳지 않다. '모든 까마귀는 검다'라고 할 때, 검지 않은 까마귀가 한 마리라도 있거나, 있을 수 있다면 이러한 일반화는 유지될 수 없다고 본다. 과거의 경험에 의한 규칙이나 일반화를 사용하지 않고 모든 새로운 행위가 일반적인 행복에 미치는 영향을 새롭게 계산해야 한다는 순수한 행위 공리주의에 대해서는, 실질적으로 우리의 개별 행위가 가져오는 유용성 증진을 정확하게 판단하는 것이 가능한가 하는 비판이 있다. 예컨대 이 비판은 다음과 같은 예로 설명할 수 있다. 우리가 '잔디밭 가로 지르기'나 '약속 어기기'와 같은 행위를 제안하려면, 그것이 타인에게 미치는 직접적인 영향 외에도 타인의 내면 성향 등에 미치는 모든 영향 등을 고려해야 한다. 과연 이러한 계산이 가능할 것인가 하는 비판이다. 자의적으로 유용성을 판단하는 것을 어떻게 할 것인가 하는 비판도 있다. 이에 대하여 규칙 공리주의자들은 모든 사람들이 모두 행하였을 때 최대의 결과가 나타나는 특정한 규칙에 의한 행위를 옳은 행위라고 한다. '진실을 말하기' 규칙은 유용성을 최대화시키는 기준이 되며, 이에 의한 행위는 정당하다고 한다. 이에 대해서는 일반적으로 최대의 선을 가져오는 것이 규칙이라고 하여도, 특정한 경우에는 규칙과 다르게 행동하는 것이 최선의 결과를 가져올 수 있다는 비판이 가능한데 이것이 행위 공리주의의 입장이다.

규칙 공리주의에서 예외를 인정하지 않으면 그것은 칸트의 도덕주의와 같은 것이 되며, 예외를 인정한다면 규칙 공리주의는 행위 공리주의의 특별한 유형에 지나지 않게 된다. 개별 행위가 가져오는 유용성 증진을 판단하는 공리주의의 가장 큰 난점은 이러한 규칙을 제시하고 평가하는 사람들이 가지고 있는 행복과 불행에 대한 평가, 가치 판단의 기준이 수시로 바뀐다는 데 있다. 말기 환자가 심정지에 빠졌을 때 인공심폐소생술을 시행하는 것을 거부하는 심폐소생술 거부(Dot Not Resuscitate, DNR) 명령의 경우, 이미 이전에 DNR 명령을 작성하였던 환자들 중에서 다수가 실제 죽음의 시기가 가까워지면 마음을 바꾸는 것으로 알려져 있다.

인간의 행위에 대한 평가를 결과만으로 한다는 것은 결국 행위자의 의도나, 사건에 관여된 주변 상황들은 고려의 대상이 되지 않는다는 점에 가장 큰 문제점이 있다. 앞서 본 예에서 환자의 치료를 위해 의사가 부작용을 숨겼는데, 불행하게도 환자가 바로 그 부작용으로 사망하였다면 의사의 행위는 윤리적으로 부당한 것이 된다. 동일한 의도를 가지고 행한 의사의 동일한 행위가 환자의 생존과 사망이라는 사실에 의하여 윤리적으로 정당한 행위도 될 수 있고, 윤리적으로 부당한 행위가 될 수 있다는 점은 선뜻 납득하기가 어렵다. 이러한 사정들은 결국 인간의 주관적인 면이 행위를 평가하는 데 배제되어서는 곤란하다는 점을 알려준다.

3. 의무에 바탕을 둔
윤리 이론

　의무에 바탕을 둔 윤리 이론은 많은 이들이 선호하는 결과가 발생하였는지에 관계없이, 또 행위를 하게 된 동기와 관계없이 의무에 비추어 행위의 정당성을 평가한다. 예를 들어 거짓말을 해서는 안 된다는 의무가 존재한다면, 환자를 위해서 치료의 부작용을 숨기는 것은 허용되지 않는다. 이러한 윤리 이론을 전개하기 위해서는 '살인을 하지 마라', '거짓말을 하지 마라', '남의 물건을 훔치지 마라'와 같이 의무가 구체적으로 명시되어야 한다. 이러한 의무 목록에 의하여 행위의 정당성을 판단하므로, 주어진 상황이나 결과에 따라 행위의 정당성에 대한 평가가 달라지는 경우란 없다.

　문제는 이러한 의무 목록을 과연 누가 어떻게 만들 것인가, 의무 목록에 없는 행위나 새로운 현상으로서 나타난 행위는 어떻게 보아야 하는가, 두 개 이상의 의무가 충돌할 경우에 어떤 의무가 우선할 것인가 하는 점이다. 결과를 단순하고 중요하지 않은 사건처럼 생각하는 것이 정당한가 하는 점은 의무론의 근본적인 문제다.

칸트의 도덕이론

칸트(Immanuel Kant, 1724-1804)는 윤리학을 이성이 알려주는 의무로 보았다. 칸트는 이성적 존재만이 자연법칙의 표상인 원리에 따라 행동할 수 있으며, 이것을 의지 혹은 실천이성이라고 하였고 이는 명령의 형식을 취한다고 하였다.

명령의 형식은 가언명령과 정언명령이 있는데, 가언명령(Hypothetical Imperative)은 'A를 얻기 위해서는 B를 행하라'와 같은 형식을 가진다. 이것은 선행하는 전제에 의한 수단으로서, 조건을 요구하는 것이기 때문에 필연적이라고 할 수 없다. 이에 비하여, 정언명령(Categorical Imperative)은 무조건적인 도덕명령으로 나타난다. '네가 그에 따라서 행할 수 있는 의지의 준칙이 동시에 마치 보편적 법칙이 되는 것처럼 그렇게 행동하라',[5] '마치 너의 행위 준칙이 보편적 자연법칙이 되어야 하듯이 그렇게 행위하라',[6] '너는 너 자신의 인격과 다른 모든 사람의 인격에 있어서 인간성을 언제나 목적으로 간주하여야 하며, 결코 단

---

[5] 칸트의 도덕 형이상학 원론은 정언명령을 다섯 개의 공식으로 제시하고 있다. 이것은 첫 번째 공식에 해당한다. 정언명령, 랄프 루드비히 / 이충진 옮김, 2002;85면, 이학사.

[6] 정언명령, 99면.

순한 수단으로 간주해서는 안 된다,'[7] '너는 네 의지의 준칙에 의거하여 자기 자신을 동시에 보편적 입법자로서 간주할 수 있도록 그렇게 행위하여야 한다,'[8] '모든 이성적 존재자는 자신의 준칙에 의거하여 자신이 언제나 목적들의 보편적 왕국의 한 입법자일 수 있도록 그렇게 행동하여야 한다'[9] 등이다. 칸트는 이성적인 사람들로 구성된 이상적인 사회를 상정하고 거기에서 합의된 사항으로서 정언명령을 찾으려고 하였다. 이성적 존재로서 인간만이 자신의 법칙을 형식으로 나타내며, 인과적 자연법칙으로부터 벗어날 수 있다. 인간은 자율성을 가지고 도덕성과 윤리성을 찾아낼 수 있는 것이다. 윤리학이 이성만으로 구성되어야 한다는 이상적인 윤리학에 대해서, 이성이란 우리 삶의 일부분에 불과하며 윤리학에는 이성에 의하여 바꾸지 못하는 많은 부분이 있다는 동시대의 회의론자 데이비드 흄(David Hume)의 비판도 있다.

칸트의 이론은 법학에도 많은 영향을 미치게 된다. 특히 순수법학을 주장한 한스 켈젠(H. Kelsen)에 의하여 정언명령은 법의 합법성을 근거짓는 최상위의 근본 규범으로서 인정된다.

'마치 너의 행위 준칙이 보편적 자연법칙이 되어야 하듯이 그렇게 행위하라'에 대한 칸트의 예를 들어보자. '자살의 예: 불행에 불행이 겹쳐 절망에 이른 결과, 삶에 염증을 느낀 사람이 있다'라고 하자. 그

---

7 정언명령, 119면.

8 이 공식은 '너는 너의 의지의 준칙이 언제나 동시에 보편적 입법의 원리로서 타당할 수 있도록 그렇게 행위하여야 한다'라는 실천이성 비판에서 정식화되어 있는 정언명령과 유사하다. 정언명령, 123-124면.

9 정언명령, 124면.

가 자살하는 것이 자기 자신에 대한 의무에 배반하는 것이 아닌가 하고 자문할 수 있는 한, 우리는 그가 아직 이성을 가지고 있다고 말해야 할 것이다. 그러므로 그는 '최소한 내 행위의 준칙이 정말로 보편적 자연법칙이 될 수 있는가?'에 대해 생각해보아야 한다. 우선 그의 준칙은 '만일 내 생명의 연장이 쾌적함을 약속하기보다는 오히려 고통을 가져올 위험이 많다면, 나는 차라리 생명을 단축해버리겠다. 그것이 나의 자기애의 원리에 적합하다'라고 정식화될 수 있다. 이제 한 걸음 더 나아가 그의 자기애 원리가 자연의 보편적 법칙이 될 수 있는지의 여부가 검토되어야 한다. 우리는 즉각 감정의 본분은 생명을 촉진시키는 데 있으므로, 만일 감정에 의해 생명이 파기되는 것이 자연의 법칙이라면 그러한 자연의 자기 자신과 모순되며 따라서 자연으로서 존립할 수 없다는 것을 알 수 있다. 결국 우리는 그의 준칙이 보편적 자연법칙이 될 수 없으며, 모든 의무의 최상 원리에 대치된다는 것을 알 수 있다.[10]

이 논증 방식을 보면, 우리는 논증의 근거로 제시되는 '보편적 자연법칙 = 감정의 본분은 생명을 촉진시키는 데 있으므로, 만일 감정에 의해 생명이 파기되는 것이 자연의 법칙이라고 한다면 그것은 자연의 자기 자신 존재와 모순되며, 따라서 자연으로서 존립할 수 없다'라는 정언명령에 대하여 즉각적으로 의문을 제기할 수 있다. 정언명령으로 제시되는 자연법칙의 근거는 타당한가? 우리는 그것을 어떻게 알 수 있는가? 이것은 또 다른 철학적 논쟁의 재료로서 형이상학의 문제이

---

10 정언명령, 102-103면. <Gr.BA 53f.= 422>

며, 칸트 역시 이것에 대해 순수이성 비판에서 정언명령을 'categorical imperative'로 제시하고 있기는 하다. 하지만 이렇게 간결하게 도출한 답이 현실에서 과연 얼마만큼의 설득력을 가질지 하는 의문이 생기는 것은 어쩌면 당연한 것이 아닌가 싶다.

4. 의료윤리
원칙

　의료행위에서의 윤리적 원칙은 여러 가지가 제시되고 있다. 일반적으로 자율성 존중의 원칙, 선행의 원칙, 악행금지의 원칙, 정의의 원칙이 논의되고 있으며 이러한 제 원칙들은 서로 충돌하며 협조한다.[11]

　일인칭 관점에서 본 의료인 자신의 판단, 의료계 내부의 윤리지침 및 윤리적 조직(예컨대, 임상시험심사위원회: Institutional Review Board, IRB) 등을 통하여 윤리적 원칙을 담보할 수 있는가? 세계 제2차 대전 당시 독일의 나치에 의한 인체 실험과 대량 학살은 의학 실험의 탈을 쓰고 이루어졌다. 당시 독일 의료계의 입장은 이를 방관 내지는 도와주는 입장이었고, 우생학에 기초한 윤리적 관점은 정당하다는 것이었다. 이에 대한 반성은 시간과 상황이 바뀐 다음에 이루어졌다. 당시에 그 상황에 대하여 정당한 비판을 가하지 못했다는 면에서 법, 도덕, 윤리의 한계가 드러났으며 이러한 한계가 극복될 수 있는 것인지에 대한 의문

---

[11] Beauchamp and Childress, 2001; Gillon, 1986.

조차 존재한다. 지금도 배아 실험, 유전자 연구와 같은 첨단의 실험에 대하여 어떠한 규제를 할 것인가에 대해서는 견해의 대립이 있다.

구체적인 사건에 대하여 하나의 윤리적 원칙이 해결책을 제시하지는 않는다. 개개의 상황에 따른 이익의 형량을 통하여 강조해야 할 윤리적 원칙을 선택하고 이를 적용하는 것이 필요하다. 문제는 어떠한 윤리적 원칙을 우선시할 것인지 하는 점이다. 안타깝게도 현재로서는 이 문제에 대한 해답을 구하기는 어렵다. 개별 사례를 통하여 논의되었던 수많은 윤리적 원칙들을 살펴보고 거기서 중요시되었던 것들을 하나씩 찾아가는 수밖에 없을 것 같다. 앞서 언급한 한계는 이러한 논의의 전제로서 인정되어야 한다.

자율성 존중의 원칙

자율성(autonomy)은 생각하고 결정할 수 있는 능력을 바탕으로 자유롭고 독립적으로 행동하는 것을 의미한다. 이론적 근거는 칸트의 의무론에 바탕을 둔 것인데, 인간을 수단이 아닌 목적적 존재로 대해야 한다는 정언명령에 기반한다. 이 윤리적 원칙은 선행의 원칙에 바탕을 둔 온정적 간섭주의(paternalism)에 대한 반대 명제로 발전하였다. 19세기 후반까지 의료는 전문성에 바탕을 두고 온정적 간섭주의를 유지하고 있었다.

이에 대한 최초의 반대 사건은 판결로서 1894년 독일 제국법원에서 나타난다. 법원은 다리에 결핵성 골수염이 있는 7세의 여아 환자에 대하여, 자연 치료법을 신봉하였던 환자 아버지의 반대를 무시하고 외과적 수술을 시행하여 다리를 절단한 의사에게 상해죄를 인정하였다. 의학 실험에 있어서는 역사적으로 나치의 의학 실험에 대한 반성과 뉘렌베르크 선언을 위시한 각종의 선언들, 그리고 1960년대 미국에서의 민권운동(civil right movement)을 거치면서 전 세계적으로 자율성의 윤리는 의료의 가치를 판단하는 확고한 기준이 되었다. 온정적 간섭주의(paternalism)하에서는 인정되지 않았던 권리가 헌법의 기본권[12]에까지 뿌리를 두게 되었으며, 이에 대한 이론적 근거를 존 스튜어트 밀(John Stuart Mill)의 『자유론(On Liberty)』에서 찾게 된 것이다. 자율성(autonomy)의 윤리는 환자의 자기결정권, 설명에 의한 동의(informed consent)라는 세부적인 권리를 만들어 법의 권리와 의무 목록에 등록하게 된다.

선행의 원칙

일반적으로 의료관계에서 선행이란, 의사가 환자에게 선행을 한다는 것은 환자의 질병을 치료하는 것을 의미한다. 의사는 선행의 원칙에 의하여 최선의 의료를 제공해야 한다. 그러나 환자가 이러한 최선

---

[12] 미국의 경우 privacy권에 기초하며, 우리나라의 경우 신체에 관한 권리에 기초한다.

의 의료에 반대하는 결정을 내리는 경우, 자율성 존중의 원칙과 선행의 원칙은 충돌하게 된다. 원칙적으로 자율성 존중의 원칙이 우선되고 있다.

악행금지의 원칙

의료인은 환자의 최선의 이익을 위해서 선행을 하여야 하며, 악행을 하여서는 안 된다. 그러므로 일반적으로는 악행금지의 원칙은 선행의 원칙의 다른 면으로 파악된다. 단지 선행의 원칙은 제한된 사람에게 파악할 수 있고, 악행금지의 원칙은 일견(prima facie)하여 모든 사람들에게 지켜져야 할 의무로 인정하고 있다.

정의의 원칙

시간과 자원은 모든 사람들에게 가능한 최선의 치료를 제공하는 것을 제한한다. 이러한 상황에서 정의 원칙은 동일한 상황에 처한 환자에게 동일한 치료를 하도록 한다. 한 환자에게 주어질 수 있는 최선의 치료는 다른 환자에게 주어질 치료 자원을 저해하지 않는 한도 내에서 가능하다는 분배적 정의를 의미한다.

도덕적 추론: 사실-가치 연결짓기

(1) 이중효과론(The Theory Of Double Effect)

도덕적으로 좋은 결과와 나쁜 결과가 동시에 발생하는 상황에서 관련된 행위의 도덕성을 판단하는 이론이다.

첫째, 실행 행위는 선한 것이거나 최소한 도덕적으로 중립적이어야 한다.

둘째, 행위자는 목적과 수단에 있어서 선하거나 최소한 악한 것을 의도하지 않아야 한다.

셋째, 행위를 하는 것을 충분히 정당화할 정도로 선한 것이 악한 것을 능가하여야 하며, 행위자는 피해를 최소화하도록 주의를 기울이는 노력을 해야 한다.

행위자가 좋은 결과를 의도하여 한 행동에 의하여 나쁜 결과가 동시에 발생하는 경우, 나쁜 결과가 의도된 것이 아니라면 이 행위는 허용된다. 자궁 외 임신이 발생한 경우 이를 치료하기 위하여 난관절제술을 시행하는 것이라면, 이로 인하여 난관에 자리 잡은 태아가 사망할 수 있다고 예상되는 경우라도 난관절제는 허용된다. 또는 자궁암으로 인하여 자궁절제술을 해야 하는데, 임신을 한 경우라면 수술로 인하여 반드시 태아는 죽게 되지만 자궁절제술은 허용된다. 이러한 이중효과가 없다면, 그것은 악행에 해당하게 되어 악행금지 원칙을 위배하게 된다.

(2) 미끄러운 비탈길 논쟁(Slippery Slope Argument)

윤리적으로 논란이 있는 행위의 허용 여부를 고려할 때 중요한 논점 중의 하나는 미끄러운 비탈길(slippery slope)의 위험은 없는지 검토하는 것이다. 이 논증에는 경험적(empirical) 측면과 개념적(conceptual) 측면이 존재한다. 경험적 측면은 나쁜 선례가 예외로서 인정되면 그 사회를 지탱하던 도덕적 규칙을 파괴하는 예외적인 상황들이 추가적으로 발생한다는 경험적 사실이다. 개념적인 측면은 도덕 규칙에 작은 변화가 발생하면 비슷한 경우는 비슷하게 취급하려는 일관성의 요구에 따라 다른 변화들이 불가피하게 발생한다는 것이다.

역사적으로는 나치의 유대인 안락사가 초기에는 심한 만성적 질환에 시달리는 환자로부터 시작하여 사회적, 이데올로기적, 우생학적인 이유로 안락사의 범위를 확장해나간 것을 역사적 증거로 삼고 있다. 그러나 미끄러운 비탈길 논리가 반대를 위한 주요 근거가 될 수는 있지만 현실적으로 도덕적 기준을 변화시키는 모든 일에서 이러한 변화가 반드시 수반할지는 의문이다. 결국 반대를 위한 입장은 이미 정해진 것이고 반대를 위하여 이 논리를 단지 원용할 뿐이라는 비판이 가능하다.

카렌 퀸란 사건에서 소극적 안락사가 허용되고 네덜란드에서 적극적 안락사가 합법화되었을 때 반대 논변의 주된 근거는 미끄러운 비탈길이었다. 이러한 일들이 미끄러운 비탈길 논증에 의하여 그 사회에 도덕적 기준의 파괴를 가져왔는지는 실증적 연구를 통하여 증명하여야 한다.

제2장

죽음과 죽어감에
관하여

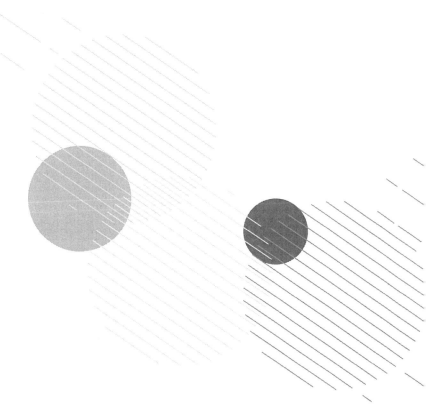

1. 뇌사에 관하여

사망 판정 기준

죽음의 본질에 대한 질문은 철학적이며 신학적인 것이다. '유기체의 전체적 통합 기능의 영구적인 중지', '생명의 본체로부터의 이탈', '영혼의 이탈' 등 다양한 단어로 표현되는 형이상학적인 정립 외에 달리 대답할 수 없는 것이 죽음의 본질에 대한 답변이다. 하지만 우리는 생활 속에서 죽음을 느끼고 이를 정의하며 이 현상에 대한 임상의학의 발견과 이를 둘러싼 사회적 논의 및 법학적 결단을 통하여 죽음에 대한 현실의 문제에 답을 내놓아야 하고, 이러한 접근의 기초는 죽음에 대한 과학적 관찰에 의존하게 된다.

생명에 대한 기본 구성단위는 세포(cell)에서 출발한다. 세포가 모여서 특정한 구조와 기능을 가지게 되면 이것을 조직(tissue)이라고 하고, 여러 조직이 모인 것 혹은 단일한 조직이라도 개체의 생존을 위하여 일정한 기능을 수행하면 이것을 장기(organ)라고 한다. 우리가 인식하는 죽음은 생명을 가진 한 개체를 중심으로 구성되므로, 이것은 개체사(個體死)를 중심으로 하는 개념이다. 그런데 문제는 이러한 개체사의 인식 방법이다. 사람이 죽고 나서 부패하여 흙으로 돌아가는 과정이라면 충분히 죽었다는 사실을 인식할 수 있고, 오류도 없다는 확신을 가질 수 있다. 하지만, 응급실에서 심폐소생술을 시행하다가 지금 막 돌아가셨다고 유가족들에게 이야기해야 하는 의사의 입장이라면 어떨까?

의사는 개체의 사망을 인정하기 위한 증거로서 심장박동의 중지나 호흡의 중지와 같은 인식 가능한 판단 기준을 사용할 수밖에 없다. 생명에 필수 불가결한 필수 장기의 기능 중지라는 사실을 개체사의 증거로 보는 이유는, 그러한 사실이 개체의 죽음을 즉각적으로 반영한다는 믿음(또는 관찰로 인하여 확인된 사실)이 우리에게는 존재하기 때문이다.

심박동이 일시 정지한 경우 응급소생술을 시행하면 다시 심장을 뛰게 할 수 있고, 심장 수술을 하면서 심장폐기계(heart lung machine)를 작동시키면 상당 시간 심장과 폐의 역할을 대신할 수 있다. 그러므로 심박동이나 호흡의 중지를 개체의 사망 판정 기준으로 사용하기 위해서는 비가역적으로 중지(中止) 또는 종지(終止)되었다는 조건이 충족되어야 한다.

심장은 순환계의 구성 장기이며, 폐는 호흡계의 구성 장기다. 심박동의 중지 그리고 호흡의 중지라는 사망의 기준은 생명유지에 필수적인 장기(organ)의 기능 중지 또는 종지를 외부에서 인식하여 이를 개체의 죽음을 판단하는 근거로 사용하는 것인데, 심박동 중지를 맥박종지설, 호흡 중지를 호흡종지설이라고 하고, 이 두 가지 기준을 함께 묶어서 심폐사(心肺死)라고 한다.

호흡이 중지되는 경우를 생각해보자. 호흡은 뇌간의 호흡중추의 지배를 받기 때문에 호흡중추의 손상(예컨대 호흡중추에서 일어난 뇌출혈)은 호흡 현상에 즉각적으로 반영된다. 호흡중추가 손상을 받으면 그 정도에 따라 호흡은 평상시와는 다른 형태의 약한 호흡 또는 기계적인 호흡 형태로 변화하게 되며, 괴사 등으로 호흡중추의 기능이 중지되면 호흡도 역시 중지된다. 이에 반하여 심장은 내부에서 스스로 전기적 자극을 발생시키는 자율적인 박동 체계를 가지고 있기 때문에, 호흡이 중지되어도 짧은 시간이지만 자율적인 박동을 계속하게 된다. 하지만, 결국은 호흡 중지로 인하여 심장도 박동을 계속하기 위한 산소를 보충받을 수 없어서 심박동도 중지된다.

호흡이 중지되거나 심박동이 중지된 경우, 거의 즉각적으로 뇌는 생존에 필요한 산소를 받을 수 없기 때문에 손상 단계로 들어선다. 급성 심근경색이 발생하여 유효한 심박출량을 발생시키지 못하게 된 경우, 뇌는 수분 이내에 불가역적인 단계에 들어서게 되며 뇌의 구성 부분 중 하나인 호흡중추의 기능도 중지된다. 그리고 호흡도 뇌의 손상을 반영하여 중지된다. 이와 같이 심박동, 호흡과 뇌사는 밀접한 관계를 가지고 있으며 그 기능의 중지가 즉각적인 개체사를 반영하는 인과관계가 인정된다.

(1) 인공호흡기 이야기

우리는 죽은 사람을 보면 '숨을 쉬지 않는다'라고 한다. 반대로 인공호흡기(artificial ventilator)는 인공적으로 호흡을 가능하게 해주는 기계다. 그렇다면 사람은 숨만 쉬게 해주면 죽지 않을 수 있을까?

강철 폐(iron lung) 또는 탱크 호흡기(tank ventilator)라고 불렸던 초기 인공호흡기는 음압을 이용한 것이다. 작동 원리는 다음과 같다. 커다란 강철 탱크를 만들어서 외부 공기와 차단을 한 다음에, 목만 밖으로 내놓은 상태로 옷을 벗은 사람이 들어가면 외부에서 펌프질을 해서 강철 탱크 내부의 공기를 빼낸다. 이렇게 하면 탱크 내부 압력이 외부 대기압보다 낮은 상태가 되면서 탱크 호흡기 안에 위치한 사람의 흉곽은 자연스럽게 부풀게 되고, 확장된 폐로 외부 공기가 들어와서 호흡이 가능하게 된다.

1950년대 초 북유럽, 특히 덴마크 코펜하겐에서 발생한 폴리오 바이러스 대유행(척수성 소아마비: epidemic)에서 급성 호흡부전이 발생한 환자의 호흡을 돕기 위해서 많이 사용되었다. 척수 신경 뿌리에 염증이 발생하여 호흡근을 움직이라는 전기 신호 명령이 일시적으로 전달되지 않는 경우, 호흡을 못 하면 당장 죽을 수밖에 없는 상황이지만 탱크 호흡기에 환자를 넣고 질병의 경과에 따라 2주 정도 인공호흡을 유지시키면 환자가 이후 자연적으로 회복할 수 있었다. 하지만 단점이 있었는데 음압을 유지하기 위해서 장치의 밀폐성을 유지하는 것이 어려웠고, 음압을 발생시키는 정도와 환자에게 적정한 호흡이 되는지를 외부에서 조정하는 것도 매우 어려웠다. 치료 도중에 환자들에게 호흡을 충분히 시키기도 어려워서 과소 환기 문제가 발생하면 환자는 사망하였다. 사람의 흉곽에 거북 껍질 같은 갑옷(cuirass)을 붙이는 이동식 인공호흡기도 개발되었지만 마찬가지 문제가 있었다.

스웨덴 의사인 엥스트렘(Carl Gunnar David Engström (1912-1987)은 1950년, 음압 대신 양압을 이용한 인공호흡기를 발명하였다. 미국 특허청에 기록된 특허 출원 명세서(1955년)[13]를 보면, 코와 입을 막는 밀폐형 마스크를 환자에게 적용하였고 두 개의 실린더를 서로 연결하여 양압의 공기를 투입하는 것과 빼는 것을 조절하고 있다. 기계적으로 양압 공기를 넣고 빼는 것을 자동 조절하게 한 것이 특허의 내용이었다. 1952년, 덴마크 코펜하겐에서 폴리오 감염 급성기 치료에 사용되기 시작하였고, 1953년 스웨덴에도 도입되었다. 이후 1954년 상업화된 모델인 The Engstrom 150 Respirator(Engstrom Universal Respirator), Mivab이 생산된다.

(2) 새로운 의학 현상

양압을 이용한 인공호흡기 치료 과정에서 과거에 보지 못했던 새로운 의학 현상을 발견하게 된다. 1954년 초, 프랑스의 피에르 몰라렛(Pierre Mollaret)은 폴리오 감염 환자 2,000명 치료에 인공호흡기를 이

---

[13] RESPIRATOR. Carl-Gunnar D. Engström, Stora Essingen, Stockholm, Sweden. Application June 25, 1951, Serial No. 233,275 Claims priority, application Sweden June 26, 1950 17 Claims. (Cl. 128-29) United States Patent Office. 2,699,163. Patented Jan. 11, 1955.

용하였고, 그 결과 다른 유럽 국가에 비하여 훨씬 높은 생존율을 기록하는 성과를 올렸다. 프랑스 파리의 끌로드-베냐 병원에 소생 병동(the resuscitation department of the Claude-Bernard Hospital in Paris)이 설치되었는데, 인공호흡기를 적용한 23명의 환자 상태를 기술한 논문을 프랑스 신경학자 Mollaret와 Goulon[14]이 1959년 최초 보고하였다. 모리스 굴롱 교수(Professor Maurice Goulon)는 기계식 호흡 장치를 부착한 환자들에게서 특이한 신경학적 증상을 보게 된다. 양압식 인공호흡기를 부착한 일부 환자에서 호흡과 심박동이 있는데도 불구하고, 뇌간반사 소실 및 평탄한 뇌파라는 뇌파 전기적 활동은 관찰되지 않는 새로운 의학 현상을 목격하게 된 것이다. 환자들은 인공호흡기를 떼면 자발 호흡은 불가능했기 때문에 사망할 것이 예상되었고, 외부 자극에 반응이 없어서 유해한 자극을 주어도 혈압이나 심박동이 변화하지 않았다. 몸의 체액 상태가 유지되지 않고, 다량의 소변이 배출되었고, 체온을 유지할 수도 없어서 변온 동물처럼 외부 온도가 내려가면 체온도 같이 변화하였다. 이런 상황에서도 계속 인공호흡기를 환자에게 적용하고 있으면, 어떤 의학적 처치를 해주어도 2주일 정도가 지나면서 환자의 심박동이 멈추었다. 이 상태는 '혼수를 넘어선 상태'라는 의미에서 'coma dépassé(literally, 'a state beyond coma')'로 정의되었다.

---

14 Mollaret P. Goulon M, 1959; Le coma dépassé. Rev Neurol(Paris) 101:3-15.

(3) 뇌사 개념 등장과 기준 발달

뇌사 상태는 의학의 발달에 따라 알려진 것으로서 뇌사 상태에 대한 첫 기술은 1902년 쿠싱(Cushing)의 논문에서 나타난다.[15] 1956년 로프스테드(Lofstedt)와 폰 라이스(Von Reis)는 무호흡, 무반사, 저혈압, 저체온 및 요붕증을 나타내는 환자 6례에 대한 보고를 하고 있다. 환자들은 인공호흡기를 사용하고 있었고, 뇌혈류 검사에서 뇌에 혈액이 흐른다는 증거는 없었으며, 2~3일 후 사망하게 된다. 우리가 현재 사용하고 있는 뇌사 개념에 가장 근접한 기술은 1959년 몰라렛(Mollaret)과 굴롱(Goulon) 등 몇 명의 프랑스 신경생리학자가 그들이 coma dépassé라고 명명한, 인공호흡기를 부착한 심한 혼수상태 환자의 연구 결과를 발표한 것이다.

여러 가지의 검사를 통하여 이 환자에게는 반사와 전기 생리학적 활동성이 없다는 것을 알게 되었다. 사후 부검을 통하여 광범위한 뇌의 파괴(괴사와 자가 융해)가 발견되었는데, 이 현상은 '인공호흡기 뇌(Ventilator Brain)'라고 불려왔다. 뇌사 상태에서 인공호흡기 등을 사용하면 생체 징후인 맥박, 혈압, 호흡, 체온은 일시적으로 유지될 수 있고 장기 적출이 가능하게 된다. 하지만 이러한 상태는 오래가지 못하며, 어떤 치료 노력을 하더라도 일반적으로 수일 내지 길어야 2주 안에 심정지

---

[15] Harvey Cushing, Some Experimental and Clinical Observations Concerning States of Increased Intracranial Tension, Am J Med Sci, 1902;124:375-400. 뇌사란 무엇인가?, 다케우치 가즈오 지음, 손영수 옮김, 전파과학사, 서울; 1992:48-49면 재인용. 뇌농양에 의해 호흡이 중지된 후 심장이 정지하기까지 23시간 동안 인공호흡을 실시한 예를 보고하면서, 두개내압이 매우 높아지고 심정지가 일어나기 전에 호흡정지가 일어난다고 보고하고 있다.

가 초래되어 결국은 사망하게 된다. 이러한 학계 발표 이후, 뇌사에 대한 학계의 논의와 장기이식의 가능성이 함께 논의되기 시작하였다. 이러한 과학적 발견에 기초하여 뇌사설이 나타나게 된다.

　뇌는 크게 대뇌, 소뇌 및 뇌간으로 구분된다. 대뇌는 고도의 정신활동을 지배하는 중추로서 인간의 감정이나 이성과 같은 것을 관장하며, 감각과 의도적 운동을 조절하는 능력을 가지고 있다. 소뇌는 운동조절중추로서 우리가 느끼지 못하지만 신체의 평형감각을 유지시키는 역할을 하고 있다. 뇌간은 생명유지에 필요한 호흡과 순환 기능, 반사 및 의식의 중추로서 기능한다. 일반적으로 뇌사를 '뇌의 기능이 비가역적으로 상실된 상태'라고 정의하지만, 뇌(brian)는 단일한 구조 혹은 기능을 가진 물체가 아니기 때문에 개념적으로 혼란이 나타날 수 있다. 신피질사(neocortical death), 대뇌사(cerebral death), 전뇌사(total brain death), 뇌간사(brain stem death), 비가역적 혼수(irreversible coma) 및 지속적 식물 상태(persistent vegetative state) 등 복잡한 개념들이 언급되고 있지만, 뇌사 판정 기준은 크게 보면 두 가지로 나눌 수 있다.

　첫째는 1968년 하버드 의대 특별위원회에서 발표한 하버드 기준 (Harvard Criterion)이다.[16] 논문 제목은 '뇌사'라는 단어가 없는 '비가역적 혼수의 정의(A Definition of Irreversible Coma)'이며, 선행 조건으로서 저체온(90℉ / 32.2℃) 또는 바비츄레이트(Barbiturates)류와 같은 중

---

[16] Ad hoc Committee of the Harvard Medical School to Examine the Definition of Brain Death, op. cit. 337-340.

추신경계 억제재의 영향이 없어야 한다고 하였다. 1968년 호주 시드니에서 제22차 세계의사대회가 개최되었고, 시드니 선언으로서 뇌사 기준을 선언하는데 이때 하버드 기준을 채택하였다. 하버드 기준은 대뇌를 포함한 모든 뇌 기능이 비가역적으로 된 경우 뇌사라고 하는 견해로서 전뇌사설(total brain death theory)의 기본이 되었다. 그 기준은 다음과 같다.

① 외부 자극에 대한 인지와 반응이 없는 상태: 외부 자극, 특히 심하게 아픈 통증 자극을 준 경우에도 소리를 포함하여 팔다리를 움직이거나 호흡이 가빠지는 등의 인지와 반응이 전혀 없을 것

② 신체의 자발적인 움직임이 없거나 자발 호흡이 없는 상태: 통증, 접촉, 소리 및 빛을 포함한 외부 자극에 반응이 없는 것과 함께 적어도 한 시간 이상 관찰한 결과 신체의 자발적인 움직임이 없어야 하고, 인공호흡기를 하고 있는 환자의 경우는 방 안의 공기(room air)를 이용하여 10분 동안 인공호흡을 하고 환자 혈액의 이산화탄소 분압이 정상 범위에 있다고 한다면, 인공호흡기를 끄고 3분간 관찰하여 자발적인 호흡을 하려는 환자의 움직임이 없어야 한다.

③ 척수반사를 포함한 모든 반사의 소실: 확대되고 고정된 동공, 머리를 돌리거나, 얼음물을 이용한 자극에 반응하는 안구의 움직임이 없을 것, 유해한 자극에 대한 반응이 없을 것,

심부건반사(deep tendon reflex)가 나타나지 않을 것

④ 뇌파 검사에서 평탄파가 나와야 함: 측정은 10uv/㎜와 50uv/㎜으로 두 번 측정하며, 측정은 10분은 되어야 하고 두 번 측정하는 것이 바람직하다.

둘째는 1971년의 미국 미네소타 대학의 모나다스(Mohnadas)와 쵸우(Chou)에 의하여 제시된 기준이다. 이 기준은 ① 원인을 아는 회복 불가능한 두 개강 내의 병변, ② 자발적 호흡이 없을 것, ③ 인공호흡기를 제거한 상태에서 4분간 호흡이 없을 것, ④ 모든 뇌간반사의 소실, 그리고 이러한 네 가지 기준들이 12시간 이상 지속되어야 한다고 하였다.[17] 미네소타 기준은 ① 대뇌의 뇌파 검사를 하지 않는 점, ② 척수 반사의 여부는 중요하지 않다고 보는 점이 하버드 기준과 다르다.

이러한 입장은 1972년 코넬(Cornell) 대학에서 발표한 뇌사 기준에 합치한다. 생명유지중추인 뇌간의 불가역적인 변화를 뇌사로 보는 뇌간사설(Brain Stem Death Theory)로서 이후 영국, 대만의 뇌사 판정 기준이 된다.

1968년 뇌사에 대한 하버드 기준이 발표된 이후, 1970년 캔사스주(Kansas)에서 처음으로 하버드 기준을 받아들인 주 입법을 제정한다. 이 법은 기존의 사망 기준인 심장, 호흡 중지에 의한 사망 판정과 전뇌사설에 기초한 뇌사를 동일한 선상에 놓고 의사의 선택에 의하여 판정할 수

---

17 Mohadas A and Chou SN. Brain death. A clinical and pathological study. J Neurology 1971;35(2):211-218.

있는 것으로 하였다. 이 법은 미국 내 다른 주의 입법 모델이 된다.

1978년 미국 연방의회는 의학, 생물의학 및 행동연구에서의 윤리 문제 연구를 위한 대통령 위원회(the President's Commission for the Study of Ethical Problems in Medicine and Biomedical and Behavioral Research)를 두도록 하였는데, 이 위원회에서 1981년 죽음의 정의에 대한 연구 보고서를 내놓았다.[18]

위원회는 ① 의학의 발전은 전통적으로 사망하였다고 인정되던 기준을 고칠 필요성을 제기하였으며 이 문제는 주법의 관할이고 성문법으로 다루어야 할 문제라는 점, ② 죽음은 심장이나 폐의 비가역적 중지라고 하는 종래의 기준이나 전뇌 기능의 소실이라는 뇌사 기준 중 어느 것에 의하든지 명확하게 증명할 수 있는 단일 현상이라는 점, ③ 법률상 죽음의 정의는 장기이식이나 생명유지의 중지 결정에 관한 법규와 분리되고 구별되어야 한다는 점에 주목했다. 이 보고서 내용에 따라 통일사망판정법(Uniform Determination Of Death Act)이 제시된다. 이후 미국의학회를 중심으로 좀 더 자세한 기준을 제시[19]하는데, 이것이 우리나라를 비롯하여 전 세계적으로 받아들여지고 있다. 1987년 미국소아과학회(American Academy of Pediatrics)는 유소아의 뇌사 판

---

18 President's Commission for the study of Ethical Problems in Medicine and Biomedical and Behavioral Research. Defining Death: A Report on the Medical, Legal and Ethical Issues in the Determination of Death. U.S. Government Printing Office, Washington D.C. 1981. 보고서는 『죽음의 정의』(이영균, 고려의학, 1992)로 번역, 출간되어 있다.

19 Guideline for the determination of death, Special communication. JAMA. 1981;246(19):2184-2186.

정 기준을 추가하였다.[20]

1976년 영국 Medical Royal College의 학술대회에서 「뇌사 진단(Diagnosis Of Brain Death)」 논문이 발표되었는데, 뇌사의 진단을 위해서는 뇌간(brain stem)의 모든 기능이 불가역적으로 상실되어야 한다고 하였다.[21] 두 번째 뇌사 선언은 1979년 Medical Royal College의 학술대회에서 「사망 진단(Diagnosis Of Death)」이라는 발표문을 통해 이루어졌다. 뇌사 진단 기준에 대해서는 아무런 변경이 없었으나, 발표 내용에서는 '뇌사는 뇌의 모든 기능이 완전히 그리고 불가역적으로 중지된 시점을 의미한다'라고 하였고, '뇌사는 환자가 진실로 사망하였다는 단계를 의미한다'라고 하였다. 이러한 정의와 개념 확장의 이유에 대하여 특별한 설명을 첨부하지는 않았다.

1982년 영국의사회의 책임하에 뇌사 판정 지침이 발표된다. 영국의 뇌사 판정 기준의 특징은, 뇌간사가 이루어진 경우에 심장사는 필연적으로 동반되므로 대뇌의 기능이 어느 정도 유지되는 것은 뇌사 판정에 충분조건이 아니라는 뇌간사설을 채택한 것이다. 또한 무호흡 검사 방법을 정하였다. 이전부터 무호흡 검사에 대한 중요성은 논의되었으나, 검사를 시행하는 도중에 무산소증으로 뇌가 손상을 받을 가능성이 있다는 문제 때문에 판정 기준을 만든 것은 없었다. 당시 확립한 방식을 일본과 우리나라 법에서 도입하여 사용하고 있다.

---

20 American Academy of Pediatrics. Task Force on Brain Death in Children. Guidelines for the determination of brain death in children. Pediatrics 1987;80:298-300.

21 Clinical Topics, Diagnosis of brain death. BMJ 1976;2:1187-1188.

1990년대 영국에서 뇌사 인정 여부를 두고 수많은 논쟁이 생겼다. 1995년 『Journal of Royal College of Physicians』를 통해 논문 「뇌간사 진단의 기준(Criteria For The Diagnosis Of Brain Stem Death)」이 발표되면서 '뇌간사'라는 용어의 사용을 공식적으로 선언한다.[22]

(4) 사망 판정의 불완전성

사망은 생명의 주체인 인간의 삶의 끝을 의미하며, 그를 둘러싼 가족과 친지에게 슬픔을 주고, 법적으로는 권리 의무의 소멸과 상속 같은 승계의 문제를 가져다주는 매우 중요한 사건이다. 그러므로 사망을 판정하는 데 있어서 가장 중요한 가치는, 판정 기준을 적용하는 데 오류가 없어야 한다는 것이다. 사망을 호흡과 맥박의 중지라는 생활 현상으로 판단하는 것은 일반인이 외부에서 관찰 가능한 현상이라는 점과, 경험적으로 판단했을 때도 생명현상 중지로 간주하는 데 오류가 없을 것이라는 믿음 때문에 거부감 없이 받아들이는 것 같다.

하지만 역사적으로 살펴보면 이러한 신념에 어긋나는 경우도 종종 발생했다. 한 가지 예로, 1564년 유명한 해부학자 베살리우스가 마드리드에서 많은 사람들이 지켜보는 가운데 자신의 환자였던 귀족의 해부를 시작하였다. 사망한 자의 가슴을 열었을 때, 베살리우스는 아직 심장이 뛰고 있는 것을 발견하게 된다. 이 사건으로 베살리우스는 스

---

22 Available from http://www.linacre.org/death.html/ Accessed at Oct 13th, 2006.

폐인에서 추방된다.[23] 사람들은 사망하지 않았는데, 죽었다고 간주되어 매장당하는 것을 두려워하고 있었다. 비록 상업적으로 성공을 거두지는 못했으나 관 속에서 소생한 것을 알려주는 장치가 특허를 받아서 판매되거나,[24] 사망하고 난 이후 일정한 시간이 지나야 매장하는 것(우리나라의 삼일장, 오일장) 등은 이러한 일반인의 관념을 반영하는 것이라고 할 수 있을 것이다. 하지만 설사 오류가 있었다고 할지라도 그것은 아주 예외적인 경우이고, 기존의 기준에 비해 월등한 다른 기준을 제시하기도 어렵기 때문에 사실상 이 기준을 반대하는 의견을 보기는 어렵다.

사망을 심박동이나 호흡 중지라는 기준으로 판단한다고 하여, 생명 현상 자체가 모두 이 기준에 포함되는 것도 아니다. 우리 형법이 낙태죄를 처벌함에 있어서 그 객체에 대하여 통설은 수태(受胎)라는 용어를 사용하고, 시점을 자궁에 착상하는 시기로 해석하거나[25] 생명의 시작을 수정 시점으로 보고 배아의 생명을 보호하려는 독일의 배아보호법을 본다면, 법체계 내에서 생명은 맥박과 호흡 외에 다양한 기준에 의하여 판단되며 보호되고 있다는 것을 알 수 있다.

뇌사는 호흡과 심박동 중지가 결국 뇌 기능의 불가역적인 변화와 밀접한 관계가 있다는 것이 밝혀지면서 대두된 것이며, 뇌사 판정은 결국 소생한계점(point of no return) 결정에 관한 것이다. 이에 대한 비판

---

23 Available from http://www.medistudents.com.br/neuro/neuro5.htm/ Accessed at Oct 13th, 2006.

24 다케우치 가즈오, 전게서, 14면.

25 이재상, 형법각론. 신정판, 박영사, 1996:86면.

은 첫째, '뇌'라는 장기는 수많은 기능과 복잡한 구조를 가지고 있는 장기이므로 심장과 폐처럼 단순한 장기와 달리 뇌사 판정 기준을 확립하기 어렵다는 '대상으로서의 부적합성'이다. 둘째, 뇌사 판단 기준에 전뇌사설과 뇌간사설의 대립이 있고, 구체적으로 기준 항목을 적용하는 전제 조건에 대하여 의견 차이를 보여왔다는 점이다.[26]

둘째 비판에 대해 자세히 살펴본다. 초기 하버드 뇌사 기준에는, '3가지 조건(무반응, 무호흡을 포함한 무움직임, 무반사)은 깊은 혼수를 의미하는 것이며, 뇌파 검사는 확증적(confirmatory) 데이터로서 가능하면 반드시 시행하여야 하고, 이것을 시행하는 것이 불가능하면 임상적인 다른 방법으로 대뇌 기능의 중지를 결정하여야 한다', 또 '대단한 확증적 가치가 있는 것은 평탄 뇌파이다'라고 하고 있다. 하지만, 영국은 의학적으로 볼 때 뇌사의 필요충분조건은 뇌간사(brain stem death)이며, 이것은 뇌간반사의 상실을 통하여 인정한다. 이러한 뇌사 기준 및 적용 조건들의 차이가 뇌사 판정 기준의 불확실성을 의미하는 것은 아닌가 하는 의문이 든다는 것이다. 현재 미국, 우리나라를 포함한 여러 나라는 무호흡 검사나 뇌간반사 소실 검사를 통하여 호흡중추를 포함한 뇌간 사망을 뇌사 판정 기준으로 가지면서[27] 뇌파를 측정하는 이

---

26 많은 글이 있을 것이지만, 이 논문에서 참조한 것은 Paul AB, Weaver WF. "Brain death" is not death. In Machado, Shewmon DA. Brain Death and disorders of consciousness. KluwerAcademic/Plenum publisher, New York 2004:43-49.

27 (가) 광반사(light reflex), (나) 각막반사(corneal reflex), (다) 안구두부반사(oculo-cephalic reflex), (라) 전정안구반사(vestibular-ocular reflex), (마) 모양체척수반사(cilio-spinal reflex), (바) 구역반사(gag reflex), (사) 기침반사(cough reflex)의 7개이며, 무호흡 검사를 통하여 뇌간의 호흡중추 기능 상실을 검사함.

중 기준을 가지고 있다. 이것은 뇌파가 평탄파로 나온다면 그에 기초한 뇌사 판정이 좀 더 확실한 판정이 되었다고 믿을 수 있을 것이라는 추가적인 고려에 의한 것이라고 보아야 한다.

뇌사 기준은 이와 같이 다수의 기준들을 병렬적으로 제시하고 모든 조건을 충족시킬 것을 요구한다. 이로써 비록 개별 기준들의 판정이나 판정을 위한 전제 조건의 판단에 오류가 있더라도 다른 기준들에 의하여 오판을 방지하는 중첩적 판단 구조를 가지고 있다.

그러므로 뇌간반사를 제외한 검사 절차는 사실상 불필요한 것이며, 단지 환자의 보호자들 등에게 뇌사라는 죽음을 설명하는 방편이라고 이해하는 것은 곤란하다.[28] 또한 심박동 중지의 위험이 있으므로 무호흡 검사를 생략하거나, 평탄 뇌파를 얻기 어려우므로 뇌파 검사를 생략하자는 식의 접근 방식은 뇌사 판정 기준의 중첩적 적용 방식을 벗어나려는 것으로서 뇌사 판정의 실체적 불확실성을 증가시키는 것이다. 법률에 뇌사 판정 기준 적용에 대한 규정은 엄격하게 정해진 순서에 따라야 하며, 이에 대한 예외는 존재하지 않는다.

예컨대 한쪽 안구가 없는 경우에 광반사, 한쪽 고막이 없는 경우에 전정안구 검사를 어떻게 할 것인지 의문이 있지만, 이 경우 뇌사 판정은 불가능하다고 보아야 한다. 이러한 기준은 뇌간반사 외에 다른 조건 모두에 엄격히 적용되는 것이다. 뇌사 판정 기준은 중첩적으로 적용되는 방식이기 때문에, '뇌사의 판정은 임상소견 이외 객관적 검사법인 뇌파, 뇌혈류 검사, 뇌단층 촬영, 뇌유발전위 검사 등도 뇌심부의

---

28 이상돈, 인권과 정의, 대한변호사협회 1998;267:73면.

상태를 정확히 측정할 수 없다든가 깊은 혼수와 뇌사를 구별하기 어렵다든가 하여 보조적 진단에 불과하므로 심폐사에 의한 사망 판정보다 주관적 재량의 범위가 넓다'라는 비판[29]을 극복하게 한다. 또 뇌사 판정 기준이 각국에 따라 차이가 나는 것, 그리고 개별 적용 요건들과 전제 조건들 사이에 차이가 있는 채로 각국에 적용되는 것을 가능하게 한다.

뇌사설을 죽음에 관한 일반적인 기준으로 받아들이기 위해서는 뇌사와 뇌사 판정 기준을 인정해야 한다. 뇌사 상태가 존재한다는 사실에 대한 반증을 찾기 어려우면, 그것은 심폐사와 동일하다.

위의 논의들은 뇌사 반대론자들이 제기한 몇 가지 의문들에 대한 답안을 제시한 것에 불과하다. 첫 번째 비판, '대상으로서의 부적합성'은 답하기 어려운 것이다. '뇌사 판정 기준은 오류가 없는 완전한 것인가?'라는 질문에 대한 답변이 완벽하게 되었다고 말하기도 어렵다.

이를 위하여 뇌사 판정 기준에 대한 과학적 설명과 이 기준을 충족시킨 자들의 예후를 조사한 보고서[30]들이 있다 해도, 또 뇌사 판정 기준에 대하여 더 많은 사례들을 관찰하고 이를 추가적인 뇌사 판정 기준에 포함시킨다고 해도 그것이 무오류성에 대한 확정적 답변을 줄 수는 없을 것이다. 또한 가설적으로 완전한 입증이 되었다고 하여 뇌사

---

29 唄孝一, 醫療問題, 現代の社會問題と法, 東京, 築廳書房, p.368. 박철우, 인권과 정의, 대한변호사협회, 1993;198:99면에서 재인용.

30 '의학, 생체의학 및 행동과학 탐구에 있어서의 윤리적 문제의 연구를 위한 대통령 위원회'의 보고서. 부록 B. 미네소타 대학의 보고는 뇌사 판정 기준에 대한 내용 참조. 물론 이에 대하여는 그 관찰 수례가 제한되어 있고, 결론으로 제시한 대규모 관찰 연구가 이후 수행되지 않았다는 비판이 있다.

판정의 불확실성에 대한 불안감이 완전히 제거될지도 의문이다. 뇌사 판정에 대한 불확실성은 다분히 인간의 무의식 속에 자리 잡은 것이고, 이것을 해결하기 위해서는 과학적 확실성을 증명하는 것 외에 다른 것을 요구하기 때문이다.

이러한 사실들은 뇌사 판정 기준의 불확실성 주장이 반증 또는 이를 부인할 수 있는 결정적 실험에 의하여 논박되어야 한다는 것을 의미할 수 있다. 하지만 이것이 가능할 것인가?

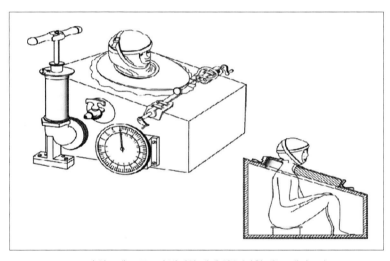

1864년 알프레드 존스가 발명한 세계 최초 '강철 폐' 스케치 모습

2. 우리나라 뇌사
   입법 과정

우리나라는 1983년 대한의학협회에서 '죽음의 정의 연구 특별위원회'를 조직하고 최초로 뇌사 판정 기준안을 마련하였다. 1988년 서울대학교병원에서 뇌사자로부터 간 이식을 최초로 시행하였고, 이를 계기로 대한의학협회에 '뇌사연구특별위원회'가 구성되어 '심장 및 호흡 기능의 정지 또는 뇌간을 포함한 전뇌 기능의 불가역적 소실'이라는 죽음의 정의 및 뇌사 판정 기준을 마련하였으며 1989년 정부에 뇌사 입법 건의를 하였다.[31] 이후 대한의학협회는 공청회와 세미나 등을 거치다 1993년 3월 '뇌사에 관한 선언'을 하였고, 동 협회 제정 '뇌사 판정 기준' 및 '뇌사자 장기이식 의료기관 요건'에 따라 뇌사 판정 의료기관 및 뇌사자 장기이식 의료기관을 인준하기 시작하였다. 뇌사 입법이 되

---

[31] 뇌사 입법 이전에 뇌사자로부터 장기이식을 한 경우는 1988년 서울대학교병원에서 김수태 교수팀이 간 이식을 한 것, 1990년 한림대 부속 강동성심병원의 한덕종 교수팀이 신장 이식을 한 것, 1992년 인제대 의대부속병원 이혁상 교수팀이 간 이식을 한 것이 있다. 특히 세 번째 사건에 대해서는 서울 기독교 청년회시민중계실이 고발장을 준비하고 세미나를 여는 등 사회적인 반향이 대단하였다. 한겨레신문, 1992. 4. 29.

지 않은 상태에서 뇌사자로부터 장기를 적출하여 이식하는 시술 건수가 점차 증가하였고, 입법 필요성이 점증하였다.

이후 1998년 12월 1일 국무회의를 통해 '장기등이식에관한법률'안이 확정되었다. 또 1999년 2월 8일 국회에서 법률5858호에 의하여 '장기등이식에관한법률(이하 장기이식법)'이 제정되었고, 2000년 2월 9일부터 발효되었다.

장기이식법 제정과 뇌사의 법률적 지위에 대한 의견 대립

뇌사설을 인정해야 한다는 주장은 개념적으로 삶과 죽음을 양자택일의 관계로 본다. 뇌사설을 인정하지 않는다면 그것은 살아 있는 자로부터 장기를 적출하는 것이므로 다른 사람의 생명을 구하기 위하여 한 개인의 생명을 희생할 수 있다는 논리는 인간을 목적이 아닌 수단으로 대하는 것으로서 도저히 받아들일 수 없는 것이다. 이것은 비록 뇌사자가 생전에 장기적출에 동의했다고 하더라도 마찬가지이며, 헌법상의 인간 존엄성 원칙에 반하는 것이다.[32]

뇌사설 도입에 반대하는 주장은, ① 뇌사는 삶과 죽음의 경계선을 넘어 죽음으로 들어가는 상태가 뇌사 상태이고, 이는 의학적인 뇌사

---

32 임상규, 장기이식법상의 뇌사관련규정의 문제점, 형사법연구, 한국형사법학회, 제13호, 2000, 146면, 149면.

판정의 기준에 따라 그 절차를 거쳐서만 확인되는 것[33]이라고 보거나, ② 죽은 자가 아니므로 살인죄의 구성요건에 해당하다라도 형법상의 위법성 조각사유에 의하여 적법해진다고 한다.[34] 뇌사설 인정설에 대하여는 이론적으로 장기적출행위에 대한 살인죄 구성요건 해당성을 피할 수 있으나, 사망 시각의 확정 문제나 뇌사 기준의 거부 문제를 해결해야 한다고 주장한다.[35]

현행 장기이식법에는 '뇌사를 사망에 관한 일반적인 기준으로 한다'라는 정의가 없다. 장기이식법상 '살아 있는 자'라 함은 사람 중에서 뇌사자를 제외한 자를 말하며, '뇌사자'라 함은 이 법에 의한 뇌사 판정 기준 및 뇌사 판정절차에 따라 뇌 전체의 기능이 되살아날 수 없는 상태에서 정지되었다고 판정된 자를 말한다(동법 제3조 4호). 또한 '가족' 또는 '유족'이라 함은 살아 있는 자, 뇌사자 또는 사망한 자의 다음 각 목의 1에 해당하는 자를 말한다(동법 제3조 5호). 그리고 '뇌사자와 사망한 자의 장기 등은 다음 각호의 1에 해당하는 경우에 한하여 이를 적출할 수 있다(제18조 제2항)', '본인이 뇌사 또는 사망 전에 장기 등의 적출에 동의한 경우(제18조 제2항 1호)'라고 하고 있다. 전체적으로 보면 뇌사자와 사망한 자는 병렬적인 형태로 기술되어 있다.

---

33 이상용, 장기이식법의 시행과 향후 전망, 한국형사정책연구원, 연구보고서 00-15, 104면.

34 위법성 조각 적용 사유는 통일되어 있지 않다. 형법 제20조 업무로 인한 정당행위 또는 기타 사회상규에 해당한다고 보는 견해, 제22조 긴급피난, 제24조의 피해자 승낙, 업무로 인한 행위, 상황에 따라서 다원적으로 이해하는 견해 등이 제시되고 있다. 이에 대해서는 주호노, 뇌사와 장기이식의 법률학, 동림, 1992:239면 참조.

35 이상용, 장기이식법의 시행과 향후 전망, 한국형사정책연구원, 연구보고서 00-15, 102면.

사망 시각 문제

일반적으로 인간이 사망한 경우에 의사는 환자를 진찰하고 사망진단서를 발급하거나 시체검안서를 발급한다.[36] 서식은 의료법 시행규칙 별지 서식 제7호로 법정되어 있는데, 기재 항목 중에 중요한 목록 하나가 사망 일시 확정이다. 병원에서 사망 시각을 확정하는 방법 중에 하나는 중환자실에서 심전도 측정기를 환자의 몸에 부착하고, 사망할 때 심박동이 중지되는 것을 심전도계로 기록하는 것이다. 응급실에 사망한 채 도착하였다면, 시체에 심전도계를 부착하고 심박동의 중지를 확인하고 사망 시각을 어느 시점으로 추정하여 기재하게 된다.

뇌사설을 비판하는 입장은 심박동의 중지를 확인하는 데 일정한 시간이 필요하지만 그것이 확정되면 죽음의 순간은 심박동이 멎는 순간으로 소급하며 그 순간을 지켜본 사람이 없거나 시간이 오래 지나서 사실상 사망 시각을 추정한다고 하여 그 기준 자체에는 변함이 없기 때문에 사망 시각이 유동적으로 되어 법률관계를 불안정하게 하지는 않는 데 반하여, 뇌사설을 받아들일 경우 사망 시각을 정하는 데에는 사망시점에 대하여 최초 검사시, 제2차 검사시설 등이 주장되고 있으나 이는 뇌사가 발생한 시점과 분명한 차이가 있기 때문에 법률관계를 불안정하게 만든다는 비판을 한다.[37]

---

36 사망진단서를 발부할 수 있는 항목은 의료법 제18조에 의하여 ① 의사 자신이 진료하고 있던 환자가 사망하거나 ② 진료하였던 환자가 마지막으로 진료한 때로부터 48시간 이내에 사망한 경우이다. 언급한 두 가지 경우 외에는 시체검안서를 작성하여야 한다.

37 이상용, 장기이식법의 시행과 향후 전망, 한국형사정책연구원, 연구보고서 00-15, 105면.

심박동 중지를 판정하는 요건을 법제화하여 뇌사 판정과 같이 다양한 병렬적 판단 기준을 모두 만족시켜야만 사망 판정을 할 수 있다고 가정해보자. 예컨대 심전도기계를 사용하여 평탄 심전도를 확인하여야 하는데, 여기서 평탄의 정의는 그 파형이 어떠해야 한다, 또한 인공심폐소생술을 몇 분간 시행한 이후에 자발적인 심장박동이 없어야 한다, 인공호흡기를 적용한 이후에 동일한 검사를 24시간 뒤에 시행하여야 한다 등등. 이렇게 한다면 심장사 기준에서도 실제 심장사가 발생한 시점과 심장사를 판정한 검사 시점 간에 차이가 발생하기 때문에 법률관계를 불안정하게 만든다는 비판을 하는 것이 가능해진다.

심박동 중지를 사망 판정 기준으로 이용하는 것과 뇌사 판정을 하면서 사망 시각을 추정하는 것이 특별하게 다른 일이라고 보지 않는다. 다만 심박동 중지는 그 판정 기준이 단일하고 외부에서 관찰 가능한 현상이므로 이를 추정하게 하는 것에 대하여 일반적으로 인정을 한 것이고, 뇌사 판정 기준은 그 기준이 복잡하고 다양하여 이를 추정하게 하는 기준을 좀 더 어렵게 만들었다는 점이 다를 뿐이다. 뇌사 판정을 하면서 그 기준을 단순화시키면, 그 사망 시각의 추정이 심폐사와 유사한 정도의 수준으로 가능하다.[38]

뇌사설을 인정할 경우 사망 시각의 확정에 혼란이 생긴다는 비판은 뇌사 개념 자체에 대한 비판이 아니라 뇌사 개념이 법제화되었기 때문

---

[38] 同旨, 주호노, 뇌사와 장기이식의 법률학, 동림, 1992:110면. "뇌사를 인정하기 위해서는 반드시 법률로 성문화해야 하는 것은 아니다. … 1960년대 말부터 1970년대 초에 걸친 논의에서 독일의 다수설은 입법에 반대하였고, 여러 가지 장기이식에 관한 초안에서도 사망의 개념이나 판정 기준에 대한 입법 제한은 한번도 없었다. 또 오스트리아에서 1982년 병원법 개정 시(동법 제62도의 a조 추가 시) 입법자는 의도적으로 사망의 정의를 내리지 않았다."

에 발생한 문제다. 심폐사 기준을 중첩적으로 다양화하고 법제도화했더라도 같은 비판이 가능할 것이다. 뇌사설 불인정 견해에 따르면 사망 시각이 심폐사 기준에 의하여 결정되어야 하는데, 환자는 인공호흡기를 부착하고 있고 심장은 계속 박동하는데 장기가 구득되어 이식되면 도리어 사망 시각을 확정하는 것이 불분명해진다. 뇌사 판정 조건을 충족하는 시점인 제2차 검사종료시점을 사망시점으로 보는 것이 타당하며, 그 이전 시점으로 뇌사 추정은 법이 허용하지 않는 것으로 보아야 한다.

뇌사 판정의 거부와 선택의 자유

뇌사설을 반대하는 견해는 현행 장기이식법상 뇌사는 장기이식의 목적을 달성하기 위해서만 적용할 수 있는 것으로 보고, 그 근거는 '뇌사자를 아직 산 사람이라고 보는 경우 뇌사자에 대한 (고의적인) 치료중단은 형식 논리적으로는 살인의 구성요건에 해당하기는 하지만, 이미 소극적 안락사(passive euthanasia)라는 개념에 의해 또는 뇌사자에 대한 의사의 생명유지의무를 배제하는 방식으로 합법화할 수 있기 때문'[39]이라고 하여 뇌사설을 인정하지 않아도 장기이식법상 이식은 소극적 안락사로 해결할 수 있다고 한다. 그러므로 환자가 생전에 장기

---

39 이상돈, 전게논문, 80면.

이식을 원하지 않거나 가족이 장기적출을 반대하는 경우에는 환자에게 뇌사 기준을 적용하지 못한다고 한다.

'죽음에 직면한 환자가 품위 있는 죽음을 맞도록 하기 위하여 생명유지조치를 중지하는 것이 소극적 안락사'[40]라고 한다. 소극적 안락사를 인정하기 위해서는 죽음을 맞이할 대상이 이러한 상황에서 살기보다 죽기를 원하였을 것이라는 생각을 평소에 하고 이를 주위에 의사표시하거나 문서로서 그 의사를 표시한 것과 같은 평소 의사의 존재를 증명하는 것이 치료 중단의 적법성을 인정하는 기준이 된다.

뇌사를 일반적인 사망의 기준으로 인정하지 않으면, 생전에 본인이 소극적 안락사에 대한 의사표시를 확실하게 하지 않은 경우 뇌사 상태에서라도 소극적 안락사의 법리상 치료 중단을 하는 것은 어려워진다는 것이다. 이 경우라면, 유가족은 장기이식에 동의하지 않는 환자 치료를 중단할 수 없다(또는 의사 추정을 하려면 상당한 시간과 노력을 들여야 한다). 그러면 그 과정에서 치료비는 증가할 것이고, 유가족들은 치료를 중단하기 위해서 원치 않지만 장기적출에 동의할 위험성이 있다. 결과적으로 이 이론은 유족의 자율성을 침해하여 장기이식을 강요하는 결과가 발생하게 된다. 이것은 '뇌사설의 바탕에는 공리주의적 사고가 있으며, 이러한 사고는 생명가치의 실존적 윤리성을 외면하는 대단히 위험스러운 사고'[41]라며 뇌사설을 비판한 바로 그 태도임에 다름이 없다.

---

40 소극적 안락사의 분류에 대해서는 많은 논의가 존재한다. 본 논문에서는 이재상 교수의 형법각론에 의한 단순한 기준을 빌리고자 한다.

41 심재우, 뇌사자 장기이식의 법적 문제, 성곡논총, 제27집 3권, 1996, 재단법인 성곡학술재단, 913면.

이식용 장기를 구하고자 하는 필요성만이 뇌사설을 지지하는 근거가 되는 것 같지는 않다. '의학, 생체의학 및 행동과학 탐구에 있어서의 윤리적 문제의 연구를 위한 대통령 위원회'의 보고서에 의하면 불가역적 뇌 기능 상실에 근거한 사망선고 환자 36명 중 다만 6명만이 장기 공여자였다. 이 보고서에서는 '죽음의 판정에 관한 의학의 관심은 단지 장기이식을 촉진시키려는 것보다는 환자에게 적절한 치료를 제공해주는 것과 환자가 뇌사 상태가 되었을 때 인공생명유지장치를 유지하는 것 대신 더욱 적합하고 존경스러운 행위로 대치하려는 데 있다'[42]라고 하고 있다.

한편 뇌사설을 인정하면, 뇌사에 의한 죽음의 판정을 거부할 수 있는 권리가 유보되는 경우[43]를 우려할 수 있다. 하지만 '비록 뇌사가 과학적으로 입증된 완전한 사망 기준이고 법적으로 적법한 기준이라고 할지라도 그럼에도 불구하고 나는 심장이 뛰고 있는, 호흡을 하고 있는 따뜻한 신체를 가진 인간을 사망하였다고 선언하는 것에는 절대로 찬성할 수 없다. 내가 사망하였다고 하는 것은 심장과 호흡이 중지한 때를 의미하는 것이야!'라는 의견[44]이 존중받지 못할 이유를 발견하기는 어렵다. 하지만 뇌사 기준 적용을 거부한 환자에 대하여 유족의 요청에 의하여 뇌사 선언하거나, 이에 기하여 치료 중단을 하는 것을 살인죄라고 할 수는 없다. 본인이 뇌사설을 선택하지 않는다고 하여 객

---

42 이영균 역, 죽음의 정의, 고려의학, 1992:27-28면.

43 이상용, 장기이식법의 시행과 향후 전망, 한국형사정책연구원, 연구보고서 00-15, 99면 주124.

44 독일의 에어랄엔의 임상주 사건의 예와 이에 대한 한스 요나스(Hans Jonas)과 헤프너(Haeffner)의 비판. 김학태, 전게논문, 402-404면 참조.

관적 법질서로서의 뇌사 기준이 없어지는 것은 아니다. 뇌사설을 객관적 법질서로서 선택한 경우에 본인의 심폐사 선택 의사표시는 그 한도 내에서 존중되어야 할 하나의 가치라고 보아야 한다.

결론

장기이식법의 제정 과정에서 뇌사설을 기존의 심폐사와 비교하여 어떠한 위치에 놓을 것인지에 대한 많은 논의가 있었는데, 현행법의 규정은 이에 대한 결론을 내리지 않고 입법을 추진한 것으로 보인다. 현실적으로는 뇌사 인정은 장기이식의 문제였으므로 그 목적을 달성하기 위한 부분만 규율하는 것이 원활한 입법을 위해서 필요했을 것으로 판단된다.

죽음은 삶으로 돌아올 수 없는 귀환 불가능점(point of no return)의 확정이고, 우리는 이러한 시점의 기준으로 개체사를 정의한다. 삶과 죽음 사이에 중간 영역이 존재할 수 있는가?

죽음을 유기체의 부패 과정(process)으로 이해하지만, 죽음의 결정(determination)은 이와는 분리된 경제적 비용이나 사회적 관습에 따라 결정되는 사회적인 것으로 보는 시각이 있다.[45] 이 견해는 의료 현

---

45 Morison RS, Death process or event?, Science 1971;173:694-698. 이에 대하여는 삶과 죽음의 경계를 흐리게 하려는 시도는 위험하며, 온전하지 못한 논리라고 비판하고 있다. Kass LR, Death as an event: A commatary on Robert Morison, Science 1971;173:699-702.

장에서 '언제 생명연장장치를 제거할 것인가?'라는 문제에 대하여 답을 구하는 것을 죽음의 결정 문제로 본다.

사망의 시점을 인위적으로 당기려는 시도도 있다. '인격(persons)을 갖지 않은, 살아 있는 신체라는 개념을 인정하고 삶과 죽음을 갈라놓는 기준은 인격이며 인격을 구현하기 위한 본질적 조건은 뇌이기 때문에 뇌 활동의 정지는 죽음을 결정하는 충분조건이다'[46]라는 주장이다. 이에 의하면 인격은 대뇌의 기능을 전제로 하므로 뇌사의 기준으로 대뇌사설을 취하게 된다. 이 견해에 의하면 지속적 식물 상태, 심각한 치매 환자 등에 대하여도 뇌사 판정이 가능하다. 뇌사설을 인정할 것인가에 관한 논의는 죽음의 정의와 결정 문제를 분리하여 그 결정을 사회적 가치판단의 영역으로 남겨놓을 것인가, 아니면 삶과 죽음을 양자택일의 관계에서 발생하는 하나의 사건(event)으로 볼 것인가 하는 논의의 연장선상에서 파악할 수 있다.

심장, 폐 및 뇌는 개체의 삶을 지탱하는 장기로서 이들의 기능 중지는 즉각적으로 개체의 사망을 반영한다는 사실에서 죽음은 하나의 사건으로 보아야 한다. 뇌사 판정 기준에 대한 비판은 뇌사 기준을 중첩적으로 다양화하면서 발생한 필연적인 문제이며, 우리는 뇌사를 입법화하였으므로 사망 시각도 입법적으로 규정하는 것이 바람직하며, 본 글에서는 제2차 검사종료시점에 찬성한다. 뇌사설을 택할 경우에 뇌사를 거부할 수 있는 권리를 무시할 수 있다는 비판에 대하여는 뇌사

---

46 G. J. Agich, The concept of death and embodiment, Ethics in science and medicine, 1976;1:100. In: 죽음과 윤리, 이을상, 백산서당 2006:58면.

설을 사망의 기준으로 인정하는 것은 그것을 객관적인 법질서의 하나로 인정되는 것이므로, 그 한도 내에서 본인의 의사를 존중할 수밖에 없는 것이라고 본다. 더 나아가 뇌사설을 부정하는 이론은 환자와 유족의 자율권을 침해하여 장기이식을 강요하는 더 나쁜 결과가 발생할 수 있다.

　뇌사가 우리에게 일상적인 죽음의 의미로 다가올 수 있는가 하는 점도 고려할 필요가 있다. '죽음의 일상성은 과학기술적 합리성으로 대치될 수 없는 문화적 가치이다'라고 하면서 '뇌사는 생활개념적 죽음이 아니므로 일반적인 죽음의 개념으로 제도화해서는 안 된다'[47]라고 주장한다. 그러나 과학기술적 합리성도 일상성을 바탕으로 하는 문화적 가치가 될 수 있으며, 그런 의미에서 뇌사도 생활개념적 죽음으로 인정될 가능성은 열려 있다. 다만 뇌사가 현재 이러한 단계에 도달하였는지에 대하여는 논의의 여지가 있는 것으로 본다. 뇌사설을 인정하지 않으면서 장기이식을 위한 뇌사 판정을 허용하고, 그 정당성을 형법상의 위법성 조각 사유에서 찾는 것은 인간을 수단으로 보는 것으로서 헌법상의 인간의 존엄성 원칙에 반하는 형식주의 논리라고 본다.

---

47 이상돈, 전게논문, 79면.

3. 뇌사와
   장기이식

최초의 심장 이식

　인공호흡기의 발달과 뇌사 개념 발견으로 심장 이식에 대한 기반은 만들어졌지만, 현실적으로 뇌사 판정을 하는 것과 적절한 장기를 가진 기증자를 발굴하는 것은 어려운 일이었다.

　그러던 중에 1967년 44세의 남아프리카공화국 의사 크리시티안 버나드(Christiaan Barnard)가 심장 이식 수술에 성공한다. 케이프타운 의과대학 협력 병원인 그루트 슈어 병원 실험적 수술 병동(Department of Experimental Surgery at Groote Schuur hospital)에서 근무하는 버나드는 55세의 워쉬칸스키(Louis Washkansky) 환자에게 심장을 이식할 계획을 가지고 있었다. 그는 1965년부터 가슴에 통증을 느꼈고, 계단을 오르는 데 힘겨워했다. 버나드는 심장 이식을 추천하였고, 환자로서는 심장 이식 외 다른 선택지는 없는 상태였다(그럼에도 불구하고, 수술의 성공 가능성이 80%라고 환자에게 설명한 부분은 의료윤리적으로 문제가 있다는 비난을 받고 있다). 문제는 워쉬칸스키가 살아 있는 동안 비교적 빠른 시간 내에 뇌사 상태인 심장 기증자를 찾아내는 것이었다.

1967년 12월 2일 토요일 오후, 25세의 데니스 앤 데빌(Denise Ann Darvill)이 가족과 함께 외출을 하였다. 거리에 주차를 하고 데니스와 엄마는 그루트슈어 병원 아래 위치한 빵집으로 걸어가고 있었다. 그때 과속 차량이 데니스와 엄마를 덮쳤다. 현장에서 엄마는 사망하였고, 데니스는 바로 옆에 위치한 병원 응급실로 급하게 이송되었으나 뇌사 상태였다. 두개골에 심각한 두 개의 골절이 있었고 평탄 뇌파가 나타 났다. 외이도를 통해서 얼음물을 주입하였지만 아무런 반응이 없었 다. 병원 의료진은 데니스의 아빠에게 딸의 뇌 상태를 설명하고 심장 기증을 승낙받았다. 데니스의 혈관에 칼륨을 주사하여 심장이 멈추도 록 하였고, 워쉬칸스키의 대퇴혈관에는 체외순환기가 연결되었다. 데 니스의 심장은 절개되었고 워쉬칸스키에게 이식되었다. 이후 정상 박 동이 시작되면서 체외 순환기는 제거되었다.

초기 일주일 동안 데니스의 심장은 비교적 잘 작동을 하였다. 하지 만 이식거부 반응이 문제였다. 이를 억제하는 약물로 스테로이드를 투 여하였는데, 스테로이드의 사용으로 신체의 면역 반응을 억제하지만 동시에 감염에 대한 저항력을 떨어뜨리는 부작용이 발생한다. 결국 일 주일이 지나면서 워쉬칸스키의 폐에서 감염 소견(폐렴)으로 통증, 호흡 곤란, X선 촬영에서 음영 발생이 나타나게 된다. 이식 수술 자체는 성 공하였지만, 거부 반응을 조절하지 못해서 이식은 18일 만에 실패하고 워쉬칸스키는 사망하게 된다. 이 문제는 시간이 흐르고 선택적으로 면역을 억제할 수 있는 약물(거부 반응은 억제하고 신체의 면역력은 비교적 유지시키는) cyclosporin A가 발견되면서 해결된다(물론 완전한 해결은 아니다). 하지만 수술 이후 버나드는 타임지 전면을 장식하며 세계적으로 유명 인사가 되었다.

의학계와 사회적 반향

미국 의학계도 반응하였다. 1968년 하버드 의대 특별위원회에서는 「불가역적 혼수에 대한 정의(A Definition of Irreversible Coma)」를 미국 의사협회지(The Journal of the American Medical Association)에 발표하였다. 이 논문에는 뇌사 판정 기준을 열거하고 있는데, 무호흡 혼수상태(apneic coma), 뇌간반사(brain-stem), 척수반사(spinal reflex)의 증거가 없고, 평탄 뇌파(flat electroencephalogram) 상태가 24시간 이상 지속될 것, 그리고 가역적 뇌 기능 장애를 유발할 수 있는 저체온, 약물 중독과 같은 원인이 제외할 수 있는 경우에는 이것을 '뇌사증후군(brain-death syndrome)'으로 할 수 있다고 하고, 이 경우는 명백하게 사망으로 볼 수 있기 때문에 인공호흡기를 제거할 수 있다고 하였다. 결국 뇌사 판정 기준과 장기이식은 마차의 바퀴처럼 따로 또 같이 하나의 목적을 향하여 굴러가는 것이었다.

기존의 사망 기준은 심박동이나 호흡을 기준으로 했는데, 이는 일반인이 외부에서 관찰할 수 있었다. 그래서 사망 기준을 생활반응설이라고 하였다. 하지만 뇌사 판정은 환자가 입원한 중환자실에서 의사에 의해 이뤄졌고 수치를 의무 기록에 기록하도록 했다. 그리고 뇌사 판정 후 장기이식을 위해 뇌사자의 몸을 해부했다.

죽음의 판정에 유족들, 일반인들이 관여할 수 없지만 통보받으면 인지하게 되는 의료행위처럼 되었다. 당연히 ▲ '뇌사가 진정한 죽음일까, 혹시 살아날 수도 있지 않을까?' 하는 판정의 오류 가능성에 대한 의심, ▲ 그리고 '판정에 문제가 있다면 어쩌지?'라는 행위자에 대한 의심, ▲ 나아가 '인간의 생명을 목적이 아닌 수단으로 보는 것이 아닐까'라는 철학적 의문, ▲ 심장이 뛰는, 붉은 빛이 도는 뺨을 가진 사람더러 죽었다고 주장하는 뇌사를 도저히 인정할 수 없다는 감정, ▲ 뇌의 구조에 기반하여 뇌사 판정 기준의 불완전성을 주장하는 의학적 반론까지 다양한 의견들이 나왔다.

4. 장기기증, 내 몸인데
내 맘대로 할 수 없다[48]

인간의 장기(organ)를 이식하는 것이 가능해지면서 인간의 장기는 타인의 생명을 살리기 위한 매우 부족한 자원이 되었고, 이를 둘러싼 수많은 가치 논쟁이 일어났다. 이번 글에서는 이러한 가치 논쟁의 일부를 소개하려고 한다.

장기를 기증하는 것이 건강상 허용되고 내 주변에 장기를 받으면 생명을 살릴 수 있는 환자가 있다면, 나는 내 의지에 따라 또는 신앙에 따라 언제라도 기증할 수 있는 것인가? 가능할 것 같지만 현실은 그렇지 않다. 예를 들어보자. 종교적 신념에 따라 장기기증을 하려는 사람이 자신의 장기를 받을 사람으로 사정을 잘 아는 사람을 지정하여 기증을 할 수 있는 것인가?

독일에서 장기이식 수술을 전공한 외과 의사가 종교적 신념에 의해 자신의 신장을 기증하겠다고 정부에 허가를 신청했다. 문제는 1997년

---

48 2020년 오피니언뉴스(http://www.opinionnews.co.kr)에 기고한 글.

제정된 독일 장기기증법이 살아 있는 자가 자신의 장기를 타인에게 기증하는 것을 매우 제한적으로만 허용하고 있다는 점이었다. 장기기증이 가능한 경우를 배우자, 가족, 약혼자 또는 긴밀한 인간관계가 명백하게 인정되는 경우에 가능하도록 규정하고 있다(장기기증법 제8조 제1항).

장기이식 수술을 직접 하는 독일 의사가 자신은 기독교 사랑에 입각하여 모르는 타인에게 이타적 장기기증을 하겠다고 신청하면서, 헌법재판소에 위 조항을 위헌 심판 청구했다. 하지만 헌법재판소는 장기기증법 제한 조항은 이타적 장기기증을 가장한 장기 매매를 막기 위한 조항으로서 합헌이라고 했다.

법적인 부부의 경우라면 문제가 없을 것 같지만 반드시 그런 것은 아니다. 대만에서는 법적인 부부 사이라고 할지라도, 결혼 후 최소한 1년이 지나야 장기기증이 가능하다(장기기증법 제8조). 역시 장기 매매를 위한 위장 결혼을 막기 위한 장치다.

부모와 자식 간에는 언제나 장기기증이 가능한가? 오랜 시간 자식들과 연락이 두절되었던 아버지가 사실은 교도소에 수감 중이었고, 딸의 성장을 지켜주지 못한 죄책감과 현재도 금전적으로도 무능력한 상태에 처해 있다고 생각해보자. 만약 딸이 신장 이식을 필요로 하는 상태라면 자신의 신장을 이식해주고 싶을 것이다.

하지만 아버지도 건강한 신장이 하나뿐이어서 수술 후 자신은 투석을 해야 한다면 어떻게 할 것인가? 이미 자신은 나이가 많기 때문에 투석을 하는 것을 꺼릴 이유가 없다고 주장한다. 하지만 기증자의 건강을 해칠 수 있는 기증은 인정되지 않는다. 미국에서 있었던 일인데, 우리나라 장기이식법도 신장은 2개가 모두 있어야 1개 기증이 가능하다.

다른 예도 있다. 아버지가 신장 이식이 필요한데, 아들은 이제 16세가 되었다. 신장 투석을 하면서 가정은 금전적으로 매우 힘들고 아버지는 실직 위험에 직면했다. 16세 이상이면 기증이 가능하다는 법 조항에 근거하여 아들이 아버지에게 신장을 주겠다고 했다. 우리나라 법은 이를 허용하지만, 세계 각국의 입법에는 허용하지 않는 경우가 다수이다. 프랑스, 독일은 사례가 없었고(2006년 조사), 영국은 두 건만 보고되어 있다(1986-2005년, 미성년자 간의 이식 건).

비교적 18세 정도를 기증에 동의할 적절한 나이로 보기 때문에 16세 미성년자의 장기기증을 허용하는 경우는 우리나라, 미국, 캐나다의 일부 주 등 소수다. 미성년자는 자유로운 의사 결정 능력이 부족하다는 점 등을 고려하여 미성년자의 건강을 보호하고, 의사 결정 과정에서 가족들로부터 강요당하거나 도덕적으로 그렇게 해야 한다는 자책감을 덜어주기 위한 것이다.

살아 있는 사람으로부터 장기기증을 받는 것 외에 뇌사 상태의 사람으로부터 장기를 공여받을 수 있다. 이와 관련하여 동서양 간에 설명하기 어려운 통계 차이가 있다. 우리나라는 인구 100만 명당 뇌사자 장기기증이 1명 정도이지만, 살아 있는 자가 기증한 경우는 15명 정도다. 반대로 유럽연합의 경우는 전자가 15~40명, 후자가 5명 정도 된다. 거칠게 비교하면 서양은 뇌사자 장기기증이 10배, 우리나라, 일본, 대만은 살아 있는 자의 장기기증이 10배 정도 높게 나타난다.

하지만 장기 부족은 타개하여야 할 공통의 문제다. 전 세계적으로는 뇌사 상태에서의 장기 공여율을 높이기 위해 'opt-out' 방식 입법을 택할 것인가 하는 논의가 활발하다. 이 제도는 특별한 반대 의사를 표시하지 않으면 뇌사 상태에서 의사가 장기를 적출할 수 있는 제도다.

운전면허증에 '내가 뇌사 상태에 빠지면 장기를 기증하겠다'라는 의사를 표시하는 경우에만 장기적출이 가능한데 이것은 'opt-in' 제도다. 'opt-out' 제도는 이와 반대 구조인 것이다. 유럽에서 뇌사자 장기기증이 가장 많은 스페인이 이 제도를 채택하고 있다. 독일 정부가 2019년 'opt-out' 제도를 도입하려고 했지만 의회는 명시적 동의가 있거나 이를 증명할 수 있는 경우에만 뇌사자 장기기증이 가능하도록 하는 기존 법안을 유지했다.

크로아티아와 벨기에는 가족의 반대권을 인정하는 변형 'opt-out' 방식을 취하고 있다. 우리나라는 본인의 명시적 의사표시에도 불구하고, 가족들이 거부하면 장기기증을 할 수 없는 '제한된 opt-in' 방식을 가지고 있다(장기이식법 제12조 제2항).

우리 법을 개정하여야 할 것 같지만 현실은 간단하지 않다. 국민들이 뇌사 또는 그 판정 과정에 신뢰를 가지지 않는 상태에서 이를 강행한다면, 많은 수의 국민들이 'opt-out'을 선택할 것이기 때문에 사회적으로 큰 혼란과 비용을 치를 수 있기 때문이다.

동일한 'opt-in' 방식을 택하고 있는 일본은 인구 100만 명당 0.9명, 미국은 100만 명당 26명이 뇌사자 장기기증을 하고 있다는 점을 보아도 사회 문화적 차이가 결정적인 요소임을 알 수 있다. 최근까지 'opt-out' 방식 도입을 논의하던 영국도 논의 과정에서 이 점이 중요하다고 판단한 것이 기존 'opt-in' 방식을 유지하는 근거가 되었기 때문이다(혼란만 일으키고 뇌사자 장기기증율은 별로 높아지지 않을 것이라는 우려).

이번 글은 장기이식에 관련된 윤리적 논쟁 중에서 살아 있는 자로부터 기증을 받을 때 고려해야 할 점, 동서양의 통계적 특징, 그리고 장기 부족을 해결하기 위한 방법의 하나로 논의되고 있는 'opt-out' 방식의 뇌사 상태 장기기증을 얘기했다. 항상 느끼지만 이쪽 분야 일들에 논쟁이 많은 것은 사람의 신념, 선호, 제도 등과 관련하여 고려할 점이 너무나도 많기 때문인 것 같다.

5. 지속적 식물 상태와
   연명치료 중단

지속적 식물 상태

　의식이란 각성과 인식을 함께 포함하는 개념이다. 의식(conscious-ness)이 없는 상태로서 각성(awakening)과 인지(cognition)가 모두 사라진 것을 혼수(coma)상태라고 한다. 혼수상태의 환자는 눈을 감은 채 수면 상태로 지내게 된다.[49] 호흡 기능도 뇌간의 손상 부위에 따라 억압될 수 있고 변화가 있을 수 있다. 무의식이 최소한 1시간 이상 지속된다는 점에서 실신(syncope), 뇌진탕(concussion)과 같은 순간적인 무의식 상태와는 차이가 난다.

　혼수상태에서는 수면 상태만 존재하며 수면과 각성주기가 존재하지 않는다. 뇌 손상 후 급성기에 혼수상태가 나타나며, 이러한 혼수상태

---

49 이것은 상행망상활성계(ascending reticular activating system)의 기능장애로 인한 것으로 본다.

의 경과 이후 식물 상태가 나타나게 된다. 식물 상태(vegetative state)[50]란 각성되어 있으면서 인지가 없는 상태를 말한다. 중증의 뇌 외상이나 질환으로 인하여 대뇌에 광범위한 조직 손상이 있거나, 대뇌와 뇌간 사이의 연락이 단절되거나, 시상의 광범위한 괴사로 인하여 대뇌의 기능이 정지되면 각성 상태에 있으나 주위에 대한 인지 반응이 없는 상태가 된다. 뇌간의 생명유지 기능은 유지되기 때문에 인공호흡기를 부착하지 않고서도 자발호흡, 혈압, 맥박, 체온 등의 기본 생명유지 상태가 지속될 수 있다.

이러한 식물 상태가 증상의 호전 없이 일정 기간 지속된 경우를 지속적 식물 상태(Persistent Vegetative State, PVS)라 한다. 지속적 식물 상태의 판정 기준은 미국의 경우에는 확립되어 있으나, 우리나라는 아직 공식적으로 결정된 바 없다. 이와 유사한 증상으로 감금 증후군(locked-in syndrome)이 있다. 이 상태는 프럼과 포스너(Plum & Posner)에 의하여 1965년 만들어진 개념이다. 의식은 온전하면서 사지마비이며 언어 구사가 불능인 환자를 의미한다. 환자는 뇌교(pontine)의 앞쪽

---

[50] 지속적 식물 상태란 용어는 Jennett과 Plum에 의하여 처음 사용되었다. Jennett과 Plum은 지속적 식물 상태를 'absence of function in the cerebral cortex as judged behaviorally'라고 정의하였고, 다음과 같이 기술하였다. '인정할 만한 정신기능(recognizable mental function)의 소실과 수면양혼수(sleep-like coma)의 발생, 각성 기간(periods of wakefulness)중 개안과 안구 운동의 존재, 사지의 신전(extensor)상태와 자극에 대한 굴곡 반응(flexor withdrawal), 자극에 대한 신음(grunting or groaning)이 나타날 수 있으나, 대부분의 경우 소리를 내지 못한다. 씹거나 이를 가는 행동을 할 수 있으며, 입안에 음식물을 넣으면 삼킬 수 있다. 이러한 증상들은 지속적인 무반응 상태와 연관된 다른 상태와 구별되어야 하며, 이것은 대뇌의 기능 상실로 인한 것이다. 대뇌 기능 상실은 환자의 행동 상태(behaviorally)로 파악되는 것이며, 이때 병변은 대뇌, 대뇌하구조(subcortical structure), 뇌간(brain stem) 또는 전체 부위에서도 발견될 수 있다. 그러나 이러한 병변의 정확한 위치를 임상의사가 알 수는 없다.' Jennett B, Plum F. Persistent vegetative state after brain damage: A syndrome in search of a name. Lancet. 1972;1:734-737.

(ventral)의 하행운동경로(descending motor pathway)의 손상이 있었으며, 이러한 상태의 환자는 혼수상태에 있는 것이 아니고 눈 깜박임, 안구의 움직임, 턱의 움직임 등을 통하여 대화를 할 수 있다. 이 점이 PVS와 차이가 나는 부분이다. 1례에서는 18개월 동안 배뇨의 조절을 완전하게 하면서 모르스 부호를 사용하여 대화를 할 수 있었다고 한다. 통증 자극에 대하여 굴곡 반응을 보였고, E.E.G.는 정상이었다. 밤에는 4~6시간 정도 정상적인 수면 패턴을 보였다고 한다.

식물 상태의 진단 기준[51]

1993년 미국신경과협회(American Neurological Association, ANA)의 윤리위원회가 마련한 식물 상태 진단 기준은 다음과 같다.[52]

① 자기 자신과 주위에 대한 인지를 하고 있다는 증거가 없다.

---

51 김장한, 이정빈, 이윤성, 지속적 식물 상태(PVS)에 관한 의료법학적 고찰, 대한법의학회지, 1999;1: 35-42. 본 연구의 결과 지속적 식물 상태의 진단 기준으로 결정된 임상증상은 다음과 같다. 답변 중에서 50% 이상 찬성한 것을 기준으로 하였다. (1) 대뇌 기능 상실이 있으며, 기능 상실의 정도는 주위의 자극과 지시에 대하여 전혀 반응이 없을 정도여야 한다. (2) 뇌간반사는 몇 개만 유지되어도 된다. (3) 호흡 기능은 유지되어야 하며, 자발적인 호흡과 정상적인 호흡패턴을 보여야 한다. (4) 자발적인 개안과 자발적인 눈의 움직임이 있고 지속적인 움직임(sustained tracking)이 없다. (5) 수면과 각성 상태의 반복이 있다.

52 ANA Committee on Ethical Affairs. Persistent vegetative state: Report of the American Neurological Association Committee on Ethical Affairs. Ann Neurol, 1993;33:386-390.

반사 또는 우연하게 눈을 뜰 수는 있다.

② 환자와 검사자 간에 소리나 필기로서 의미 있는 의사소통을
할 수 없다. 표적을 사용하여 자극을 주었을 때, 가끔 안구가
표적을 따라 움직이기는 하지만 이에 대한 추적이 존재하지
않는다. 환자에게 음성으로 자극을 주었을 때 정서적인 반응
이 없어야 한다.

③ 의미 있는 말이나 단어를 발음하지 못한다.

④ 웃음 짓거나, 찌푸리거나, 울 수도 있지만 이것은 어떤 명백
한 자극에도 연관되어 있지 않다.

⑤ 수면-각성의 주기는 존재한다.

⑥ 뇌간과 척수반사 정도는 정도 차이가 있다. 일차적 반사, 예
컨대 빨기(sucking), 먹이 찾기(rooting), 씹기(chewing)와 삼키
는 것(swallowing)은 존재할 수 있다. 빛에 대한 동공반사, 눈
머리안구반사(oculocephalic reflex), 움켜잡기반사(grasp re-
flex)와 건반사(tendon reflex)는 존재할 수 있다.

⑦ 조금이라도 자발적인 운동이나 행동의 흔적이 존재하면 그
것은 인지(cognition)의 증거로서 PVS의 진단에 맞지 않는다.
학습에 의한 행동으로 의심되는 어떠한 운동이나 흉내 내기
가 없어야 하며, 유해하거나 불쾌한 자극에 대하여 움츠리거
나 자세를 취하는 것과 같은 운동의 흔적은 있을 수 있다.

⑧ 혈압조절과 심폐 기능은 대개 유지되며 대소변의 조절은 되
지 않는다.

판정 기준을 정하는 데 중요한 점은 세부적인 내용을 측정하는 표준화된 방식을 결정하는 것이다. 예를 들면 환자의 대뇌 기능을 측정할 때 일정한 데시벨의 청각적 자극을 사용하여 일정한 내용을 들려주고 환자의 반응 유무를 관찰한다든지, 일정한 내용이 기재된 규격 크기의 문서를 이용하여 시각적 자극을 주는 것처럼 표준화된 청각적, 시각적 방법을 이용하여 환자에게 지시를 내리는 것이다. 환자가 지시에 반응하는 것을 측정하는 방법으로는 감금증후군(locked-in syndrome)과 감별 진단을 위하여 환자가 눈을 깜박일 수 있는지(eye-blinking)를 이용하는 것이 타당하다고 본다. 뇌간반사의 측정은 뇌사 판정 시 사용하는 뇌간반사들을 이용하는 것이 타당하다.

'지속적' 진단을 위한 관찰 기간

지속적 식물 상태의 진단을 위한 일정 기간 지속적으로 관찰한 이후에 회복이 불가능하다는 판단을 하게 된다. 이러한 진단을 위한 관찰 기간을 정하는 것은 여러 측면에서 살펴보아야 한다. 첫째는 의학적으로 환자 상태를 평가하기 위하여 사용하는 최소 관찰 기간이다. 임상적으로는 지속적 식물 상태 진단을 위하여 필요한 최소 관찰 기간을 의미하며, 이러한 기간 이후 환자의 상태가 반드시 회복될 수 없다고 보는 것은 아니다.

지속적 식물 상태 환자로 진단받은 이후에 일정한 비율로 회복하는 것이 보고되고 있다. 물론 이러한 회복은 환자가 완전히 정상적인 상태가 되는 것은 아니다. 단지 식물 상태에서 벗어나는 것을 의미한다. 미국신경과협회의 윤리위원회는 지속적이라는 의미가 영구적이나 불가역적이라는 의미가 아니라는 전제하에서 최소한 1개월 이상 식물 상태가 지속되면 지속적이라고 하기로 합의하였다. The Multi-Society Task Force Report on PVS(1994)의 연구는 외상성 또는 비외상성 손상(traumatic injury or nontraumatic injury)의 경우 1개월이 지난 식물 상태의 환자를 지속적 식물 상태로 보고 있다.[53] Ashwal 등(1992)[54]은 최소 관찰 기간에 대하여 전문가를 상대로 설문 조사를 하였다. 그는 논문에서 지속적 식물 상태 발생 원인과 발생 연령에 따른 세부적인 차이를 연구하였는데 3~6개월을 최소 관찰 기간으로 하고 있다. 둘째는 보상, 배상과 관련하여 환자의 상태를 평가할 때 사용하는 기간이다. 이경석[55]은 법적인 문제로 지속적 식물 상태를 진단할 경우 인위적이기는 하나 1년을 기준으로 삼는다고 하였다. 셋째는 안락사를 인정하기 위하여 환자 상태가 불가역이 되었다는 것을 의미한다. 진단 외에 PVS에서의 삶의 질을 평가하고, 회복 가능성 및 치료 중단을 결정하기 위하여 필요한 기간으로서 훨씬 긴 시간을 관찰하는 것이 필요

---

53 The Multi-Society Task Force Report on PVS. Medical aspect of the persistent vegetative state (first of two parts). N Engl J Med. 1994;330(21):1499-1508.

54 Ashwal S, Bale JF, Coulter DL, et al. The persistent vegetative state in children: Report of the child neurology society ethics committee. Ann Neurol,1992;32:570-576.

55 이경석, 배상과 보상의 의학적 판단, 개정 3판, 중앙문화 진수 출판사, 1996:184-214면.

하다. 생명윤리학에서 다루는 부분이다.

회생 불가능성의 문제

뇌 손상 후 일정한 시간이 지나면서 환자의 의학적 상태는 고정되고 지속적 식물 상태에 해당한다는 진단이 내려진 이후에 이에 대하여 치료 중단의 문제가 논의된다. 지속적 식물 상태에 관한 Multi-Society Task Force의 연구보고서[56]에 의하면, 머리에 외상을 입고 의식을 잃은 434명의 환자가 12개월이 지난 후 의식을 회복한 경우는 7례였고 30개월이 지난 후에 의식을 회복한 환자는 없는 것으로 되어 있다. 머리에 외상을 입고 30개월 이상 의식을 잃은 후 환자가 의식을 회복한 사례의 보고는 없었다는 면에서 보면, 지속적 식물 상태에 있는 환자는 정상으로 돌아올 수 없는 불가역적인 단계에 들어선 것으로 보는 것이다. 그러므로 환자의 생명을 유지하는 치료를 유지하는 것은 결국은 무의미한 치료가 되는 것이며, 더 나아가 환자의 보호자로서는 급식을 중단해달라는 요구를 하게 되는 것이다.

머리에 외상을 입고 의식 불명 상태에 빠진 19명을 관찰한 다른 연

---

56 Multi-Society Task Force on PVS, "Medical Aspect of the Persistent Vegetative State," parts 1 and 2, NEJM, 1994;330(22):1572-1579.

구[57]에 의하면 11명은 1년 안에 회복되었고, 1명은 2년 안에 회복되었다. 질식으로 혼수상태가 된 34명에 대한 관찰 연구[58]에서 뇌파가 발생하지 않아서 죽을 것으로 예상되었던 상태에서 2명이 훌륭히 회복한 것으로 되어 있다. 연구 결과에 따라서 예후를 판단하는 데 차이가 나는 것은 의학 연구를 해석할 때 흔히 나타나는 문제점이다. 가장 오래 지속된 지속적 식물 상태는 1952년에 심장 수술을 받던 중에 발생하여 보고 당시까지 생존해 있는 사례(30년 이상)였다. '지속적 식물 상태'라는 진단명이 의미하는 것은 이 상태로 십수 년간 생존할 수도 있으며, 관찰 기간이 짧은 상태에서 진단을 한다면 적은 수의 환자에서 의식의 회복이 나타날 수도 있으며, 36개월 이상의 상당 기간을 관찰하여 의식의 회복이 없다면, 환자의 삶은 회복이 불가능한 단계에 들어선 것이라는 것을 의미한다.

지속적 식물 상태 환자는 생명연장을 위한 적극적인 치료를 하여도 그 효과가 불분명하다. 막대한 치료 비용으로 인하여, 막대한 사회적인 비용을 소요하며 환자 가족의 경제적인 파산을 가져온다.[59] 또한 무조건 생명 연장을 하는 것이 환자 자신을 위해서도 바람직하지 않다는 견해가 있다.

---

57 I. Durbroja, S. et al., "Outcome of Post-traumatic Unwareness Persisting for More Than a Month," Journal of Neurological Neurosurgery Psychiatry, 1995;58(4):465-466.

58 R. Chen et al, "Prediction of Outcome in Patients with Anoxic Coma: a Clinical and Electrophysiologic Study," Critical Care Medicine, 1996;24(4):672-678.

59 1994년 연구에 의하면 당시 미국에는 1만에서 2만 5천 명의 성인과 4천 명에서 1만 명 사이의 어린이가 지속적 식물 상태에 있는 것으로 조사되었으며, 1년간 1인당 드는 의료 비용은 2만 4천 달러에서 12만 달러가량 되는 것으로 보고되고 있다.

환자는 통증을 느끼는가(죽음은 안락한가)?

지속적 식물 상태의 환자에게서 생명유지장치를 제거하는 것이 과연 안락하게 죽음을 가져오는 것인가? 의학적으로 지속적 식물 상태에 있는 환자가 고통이나 통증을 느끼지 못하는지는 논란이 있는 부분이다. 통증을 느끼지 못한다고 보면 지속적 식물 상태 환자는 안락사를 맞이하는 것이 아니라 자연스러운 죽음을 맞이하는 것이며, 안락사의 한 유형이 아니라 하나의 다른 특별한 유형으로 구분될 수도 있을 것이다.

카렌의 사망 후 시행한 부검에서 뇌의 구조를 발표한 연구에서 대뇌 피질이 상당히 잘 유지되고 있는 것을 볼 수 있다. 그와 대조적으로 시상(Thalamus)이 많이 위축되어 있는 것도 볼 수 있다. 이를 근거로 하여 인지 기능이라는 것이 과거에 생각하는 것처럼 대뇌의 기능에 국한하는 것이 아니라, 시상과 대뇌의 백질의 광범위한 손상에 의해서도 발생할 수 있다고 보고 있다. 지속적 식물 상태에 대한 의학적 평가는 뇌과학의 발달에 따라서 달라질 수 있는 여지가 있는 것으로 보인다.

연명치료 중단

연명치료 중단에 대한 가톨릭의 입장에는 절충점이 있다. 지속적 식물 상태의 환자에게 하지 않아야 할 것은 비통상적인(extraordinary) 치료라고 설명한다. 무엇이 통상적인 치료이며 무엇이 비통상적인 치료인가? 이 문제는 1957년 마취전문의들이 교황 비오 12세(Pius XII)에게 '죽어가는 환자에 대하여 의사로서 할 수 있는 조치들이 무엇인지'라는 질문을 하였을 때, '환자들이 받아야 할 치료는 통상적인 치료다'라고 한 답에 의하여 나타난 쟁점이다.

이후에도 이 입장은 견지되는데, 1980년 교황청이 발표한 '안락사에 관한 선언(Congregation for the Doctrine of the Faith. Declaration on Euthanasia. 1980)'을 보면 '모든 사람은 자기 자신의 건강을 돌보아야 할 책임이 있고, 다른 사람의 간호를 요구할 의무가 있다. 병자를 돌볼 의무를 지닌 사람들은 양심적으로 간호해야 하며 필요하고 유용한 의약을 투여하여야 한다', '사용되는 수단에도 불구하고 회피할 수 없는 죽음이 임박한 때, 불확실하고 고통스러운 생명의 연장을 보호해 줄 뿐인 치료법을 거부할 수 있는 결정은 양심 안에서 허용된다. 단 유사한 병증의 환자에게 요구되는 정상적인 간호는 중단되지 않아야 한다. 이러한 상황 안에서 위험 중에 있는 사람을 돕지 못한 일로 의사가 자책할 이유는 없다'[60]라고 한다.

그렇다면, 인공호흡기를 사용하고 있는 것은 비통상적인 치료인가?

---

60 이동익, 연명치료 중단에 관한 윤리적 고찰, 한국의료윤리학회 2009;12(1):43-60면.

아니면 통상적 치료인가? 카렌 사건 당시에 견해의 대립이 있었다. 1970년대 인공호흡기는 매우 커다란 기계였고, 병원내 치료 예후도 좋지 않았다. 하지만 현재 인공호흡기는 집에서 운용할 수 있을 정도로 작고 운용이 편리해졌다. 그래서 과거에는 비통상적인 치료였지만, 현재는 통상적인 치료라고 주장하는 견해도 많이 보인다. 그렇다면 과연 언제 이러한 판단의 변화가 일어났는가?

급식에도 마찬가지 문제가 있다. 음식물을 끊는 것은 생명을 끊는 것과 같기 때문에 돌봄의 윤리학에서는 할 수 없는 일이라고 한다. 하지만, 음식물 공급 방법을 고려하면 논란의 여지는 존재한다. 구강을 통하여 음식물을 주는 것은 매우 자연적인 방법이며, 호스피스에서 가장 선호하는 방식이다. 다른 방법으로 비위급식관(소위 콧줄)을 통하여 음식물을 공급해주는 것은 신체에 훼손이 없다는 측면에서는 긍정적이지만, 흡인성 폐렴을 완전히 막기에는 어려움이 있다. 가장 좋은 방법은 피부를 뚫고 위장에 관을 꽂고 음식물을 주는 방법이다. 음식 섭취와 인공호흡기 적용을 완전히 분리하여, 인공호흡기 부착 환자의 가장 큰 사망 원인인 폐렴을 효과적으로 막을 수 있다. 그렇다면 위루를 통한 음식 공급은 통상적인 것인가, 비통상적인 것인가?

지속적 식물 상태의 경우 환자가 사망하는 원인은 일반적으로 호흡기 감염으로, 폐렴이 절반 이상으로 많다. 다음은 전신 쇠약으로 인한 사망이 두 번째 사인이며, 20% 정도에 이른다.[61] 이러한 이유로 지속

---

61 Higashi K, Sakata Y, Hantano M, et al. Epidemiologic studies on patients with a persistent vegetative state. J Neurol Neurosurg Psychiatry, 1977;40:876-885.

적 식물 상태 환자에 대한 호흡기 관리는 가장 중요하면서 기초적인 치료가 된다. 입을 통한 음식물, 수액의 공급은 가장 자연스러운 방법이면서 환자의 가족에게 거부감이 없는 방법이다. 하지만 음식물을 삼키는 기능이 떨어지면, 비위관(nasogastric tube)을 통한 영양공급을 하게 된다. 그러나 이 방법은 음식물에 의한 흡인성 폐렴 발생이 문제된다. 이 문제 때문에 위루(gastrostomy)를 통한 영양공급을 시행하고, 이에 더하여 기관절개(tracheostomy)를 통한 호흡기 관리를 하게 된다. 우리나라 신경과와 신경외과 전문의를 설문 조사한 바에 따르면,[62] 환자에게 비위관을 사용하는 것이 입을 통하거나 위루를 통한 영양공급보다 선호되었다. 기관절개를 통하여 호흡기 관리를 하는 것이 90% 이상의 찬성률을 나타냈다. 또한 정맥수액요법과 항생제 투여도 50% 이상에서 찬성하였다.

카렌 퀸란(Karen Quinlan) 사건[63]

1975년 4월 15일, 막 21세가 된 카렌은 집에서 나와서 독립하였고, 그날은 인근 술집에서 친구의 생일을 축하하기 위하여 모임에 참석하

---

62 김장한, 이정빈, 이윤성, 지속적 식물 상태(PVS)에 관한 의료법의학적 고찰, 대한법의학회지, 1999;1: 35-42면.

63 In re Quinlan, 70 N.J. 10, 335A. 2d 647 Suprem Ct of N.J. 1976.

여 진토닉을 몇 잔 마신 상태였다. 갑자기 현기증을 느낀 그녀는 친구들의 도움을 받아 집으로 돌아왔고, 침대에 누워 바로 잠이 들었다. 15분 정도 지나고 친구들이 다시 살펴보니 카렌은 숨을 쉬지 않았다. 심폐소생술을 시행하면서 응급 구조대를 불렀고, 인근 병원 응급실로 옮겼으나 카렌의 의식은 돌아오지 않았다.

이런 상황이 초래된 원인은 명확하지 않다. 그녀는 살을 빼기 위해서 다이어트를 하던 중이었고, 몸무게는 52kg(115 pound) 정도였다. 당시 손가방에서는 발륨(valium: 다이아제팜)이 한 병 발견되었다. 병원에서 시행한 카렌의 혈액 검사에서 여러 성분의 약물이 발견된 것으로 재판에서 거론되었는데, 복용한 약물이 무엇인가에 대해서는 다툼이 있는 것 같다. 바비튜레이트(Barbiturate), 리브리움(Librium)도 재판 과정에서 거론되었다. 추측건대, 향정신성 약물을 알코올과 함께 섭취한 것, 그리고 체중 조절—다이어트—을 하고 있었던 것과 같은 사정이 상승 작용(synergic effect)을 일으켰을 것으로 판단된다.

카렌은 뉴저지 덴빌에 있는 성 클레어(St Calre's) 병원으로 이송되어 중환자실 치료를 받았다. 기관절개술을 하고, 인공호흡기를 부착하였으며, 비위관(nasogastric tube)을 통하여 유동식을 공급하였다. 입원한 지 5달 정도가 지나면서 카렌의 근육은 위축되었으며, 체중도 40kg 이하(70~80 파운드 정도)로 현격히 줄었다. 당시 카렌은 때때로 눈을 뜨고 갑자기 웃거나 우는 시늉을 했지만 두 눈은 동시에 다른 방향으로 움직이는 등 서로 조응하지 않았고, 시각 자극에 대하여 반응이 없는 상태였다.

그녀의 EEG는 평탄파(isoelectric)가 아니었기 때문에 당시의 뉴저지 법에 의해서도 뇌사(전뇌사 기준, total brain death criteria) 상태는 아니었다. 회복 가능성에 회의를 느낀 가족들은 인공호흡기 제거를 요청하였으나 병원은 이를 거절하였다. 그 해 말 뉴저지 법원에 인공호흡기의 제거를 청구하였다.

(1) 회복할 가능성

사실 확정 단계에서 제시된 카렌의 의학적 상태는 다음과 같다. 당시 카렌을 치료하였던 성 클레어 병원은 카렌의 회복 가능성은 100만분의 일로 매우 희박한 것으로 판단하였다. 신경과 전문의들의 증언에 의하면 카렌은 근육이 수축되어 굳어진 상태(flexion contracture)로서 지속적 식물 상태 환자 중에서도 상태가 나쁜 축에 속한다는 것이었고, 회복 가능성에 대하여도 비관적으로 보았다. 100만분의 1의 가능성 또는 회복 가능성이 비관적이라는 의학적 사실을 가치적으로 해석하는 방식에 차이가 있었다. 성 클레어 병원 측은 100만분의 1의 희박한 가능성에도 환자를 도울 의무가 있다고 주장하였다. 미국의사협회의 공식 입장은 '의사가 환자에게 인공호흡기를 처음부터 부착하지 않는 것은 허용하지만, 만약 환자에게 인공호흡기를 부착하였다면 환자가 죽을 수 있는 상태를 무릅쓰고 호흡기를 떼는 것은 금지한다'라는 것이었다.

카렌 가족의 본당 신부는 1957년에 이미 가톨릭의 입장으로 알려진 교황 비오 12세(Pius XII)의 선언에 따라 가톨릭 신자들은 연명을 위하여 비상한 수단(Extraordinary means)에 의존할 필요는 없다고 하였다. 당시에 인공호흡기는 연명을 위한 비상한 수단으로 본 것이었다. 하지만 가톨릭의 입장이 카렌에 대하여 일관된 것으로 보이지는 않았다. 예컨대 바티칸의 신학자 지노 콘센티(Gino Concetti)는 인공호흡기 제거를 요청한 퀸란 부부를 비난하면서, '죽을 권리는 존재하지 않는다. 꺼져가는 생명이라고 할지라도 가능한 모든 치료를 하여 소생케 하는 것이 생명에 대한 사랑이다'라고 하였다. 이 문제를 자살에 준하여 판단한 것이었다.

사실 확정 단계에서 카렌이 이러한 경우가 발생할 것에 대비하여 자신의 의사를 밝히거나 이를 추정하게 할 자료는 발견하지 못하였으므로, 카렌 본인의 의사는 알 수 없었다. 대신 아마도 이러한 상황에 처했다면 호흡기 중단을 원했을 것이라는 추정(substituted judgement)은 인정되었다. 뉴저지 고등법원은 신청을 기각하였고, 1976년 1월 뉴저지 최고법원은 인공호흡기의 제거를 명령하였다. 헌법이 보장하는 프라이버시권은 죽어가는 무능력한 환자의 가족이 인공호흡기를 제거함으로써 환자를 죽게 하는 것을 허용할 정도로 넓다고 판결하였다.[64]

---

64 판결은 장차 문제될 사건들이 발생할 것에 대비하여 윤리위원회를 만들 것을 제안하였고, 카렌의 생명유지장치를 제거해야 하는 담당 의사인 모스와 야베드에게 면책권을 주었다.

⑵ 판결 후

뉴저지 최고법원의 판결이 내려지자, 가톨릭계 병원들은 1973년 낙태 합법화 판결 이후 시작된 미끄러운 비탈길(slippery slope)의 다른 단계가 시작된 것이라는 비판을 하였다. 담당 의사인 모스와 야베드는 카렌의 인공호흡기를 여러 주일에 걸쳐 서서히 떼어내는 방식으로 1976년 5월 후반경에 인공호흡기를 완전히 제거하였다. 그녀는 인공호흡기 제거 후 인공급식을 받으면서 10년 동안 간호(nursing home)를 받으며 살 수 있었다. 10년이 지난 후 1986년 6월 13일, 카렌은 폐렴으로 사망하였다.

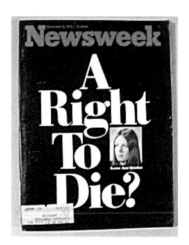

1975년 카렌 퀸란 사건을 보도한 미국의 뉴스위크 잡지 표지

낸시 크루잔(Nancy Cruzan) 사건[65]

1990년 6월 지속적 식물 상태 환자의 죽을 권리를 연방최고법원 차원에서 처음으로 인정한 낸시 크루잔 판결이 내려진다.

(1) 사실관계

1983년 1월 11일, 당시 24세였던 낸시는 미주리주의 시골 빙판길에서 교통사고를 내었다. 그녀는 차 밖으로 튕겨져 나가 물구덩이에 얼굴을 처박은 상태로 발견되었는데, 당시 심장이 멎은 상태였다.

응급구조대가 인공심폐소생술을 시행하여 다시 심장의 박동이 돌아왔지만 15분가량 심장이 멎은 시간이 있었기 때문에 지속적 식물 상태가 되었다. 이후 7년간 이러한 상태로 있었는데, 몸은 굳어졌고 손은 비틀어졌다. 인공호흡기는 사용하지 않았으나, 음식을 삼키지 못하였기 때문에 비위관(nasogastric tube)을 통하여 음식을 투여하고 있었다.

당시 미주리주는 그녀를 치료하는 데 연간 11만 2천 달러를 사용하였다. 1987년 낸시의 부모는 급식관을 제거해줄 것을 미주리주 법원에 청구하였다.

---

65 Cruzan v. Director, Missouri Department of Health, 497 U.S. 261 (1990) Suprem Ct of U.S.

(2) 법원 판단

낸시 부모의 청구는 미주리주 최고법원에 의하여 기각되었다. 주정부는 삶의 질과 무관하게 생명을 유지하는 데 이익을 가지며, 판단 능력이 없는 환자로부터 생명유지장치를 제거하기(이 상황에서 음식물 공급을 중단하기) 위해서는 환자가 생전에 이러한 상황이 닥쳤을 경우에 이를 원하였을 것이라는 명백하고도 확신할 만한 증거(clear and convincing evidence)가 있어야 한다고 하였고, 낸시의 경우는 이러한 증거가 없다는 점을 들어 청구를 기각하였다.

낸시의 가족은 연방법원에 상소하였는데, 연방법원도 미주리주법에 의하면 영구적으로 혼수상태인 사람이 판단 능력이 있었을 당시에 원하였을 것에 관하여 명백하고 납득할 만한 증거(clear and convincing evidence) 기준을 가지고 있어야 한다는 것이 인정되므로 미주리법은 합헌이라고 하였다. 그러므로 기준을 충족하지 못한 낸시 부모의 청구를 기각한 미주리주 최고법원의 판결은 정당한 것이었다. 이런 의미에서 인공호흡기 제거는 허용하고 급식관의 제거는 인정하지 않았던 몇몇 주 입법은 위헌이 되었다.

(3) 사건 이후

사건이 처음 알려졌을 때 낸시는 이혼한 상태였기 때문에, 남편의 성을 따른 낸시 데이비스라는 이름으로만 그녀를 아는 몇몇 친구가 있을 뿐이었다. 연방최고법원 판결이 나온 후, 사건이 전국에 알려지면서 그녀를 알고 있던 친구들로부터 증거 기준을 충족시키는 새로운 증언들이 나타났다. 미주리주 하급심에서 새로운 증거들이 제시되면서 급식관 제거를 위한 명백하고 확신할 만한 증거라는 기준을 충족시켰다는 판결을 받게 되어 급식관이 제거된다.

카렌 사건의 경우 카렌의 부모는 인공호흡기의 제거는 원하였고, 낸시 크루잔 사건의 경우 크루잔의 부모는 급식관의 제거를 원하였다. 이 두 가지 방법 모두 생명유지에 필요한 것으로서 이것을 제거하는 것은 연명치료의 중단으로 보았다. 카렌 사건에서 인공호흡기의 제거를 인정한 근거는 카렌의 생전 의사 추정이었는데, 이러한 추정에 대하여 그 기준이 명확하지 않기 때문에 유사한 사건에서 환자 가족들의 요구만으로 연명치료를 중단하는 사례들이 속출할 수 있다는 우려와 비난이 있었다. 낸시 크루잔 사건에서는 카렌 사건에 대한 이러한 비난을 의식하여 환자의 사전 의사 인정에 대한 엄격한 증거법적인 기준을 제시하였다. 낸시 사건은 미 연방법원에서 최초로 연명치료 중단에 대한 요건을 증거법적으로 제시하였다는 데 의미가 있다.

테리 시아보(Terri Schiavo) 사건

(1) 사실관계

1990년, 26세의 시아보(본명 Theresa Marie)는 과체중을 조절하기 위하여 무리한 체중 조절을 시도하였고, 섭식장애(eating disorder)를 일으켰다. 제대로 식사 조절을 못 하는 상태에서 심장 발작을 일으켜 쓰러졌고 10주간 혼수상태에 빠진 이후 뇌에 치명적인 손상을 입게 되었다. 이로 인하여 급식튜브를 통하여 생명을 연장하여야 하는 지속적 식물 상태를 진단받게 된다.

1998년 그녀의 남편이자 후견인인 마이클 시아보(Michael Schivo)는 법원에 아내의 급식관을 제거해달라는 소송을 제기한다. 이에 대해 딸이 회복될 가능성이 있다며 이에 반대하는 그녀의 부모 사이에 법정 다툼이 빚어졌다.

(2) 사건 진행

1998년 남편 마이클 시아보는 플로리다 하급법원에 아내 테리의 급식관을 제거해달라는 취지의 소송을 제기하였다. 의사들은 그녀의 상태를 지속적 식물 상태(persistent vegetative state)로 판단하였다. 오랜 시간의 법정 공방 후에 2003년 10월 15일 테리 시아보의 급식관은 제거된다.

젭 부시 플로리다 주지사는 2003년 10월 21일 '문서화된 사전지시서 (written advance directive)'가 없는 상태에서 영구적 식물 상태인 환자 로부터 급식튜브를 제거할 경우, 환자 가족 중 한 명이 반대하는 경우 에는 주지사가 재삽입 명령을 내릴 권한을 가진다는 일명 테리법 (Terri's Law)을 제정하였다. 그리고 젭 부시는 이에 근거하여 테리에게 급식관을 재삽입하라는 행정명령을 내린다. 이 법은 플로리다주 최고 법원에 의하여 2004년 9월 23일 위헌 판결을 받았다.

(3) 연방정부

2005년 2월 25일 플로리다의 Pinellas 카운티 순회법원(Circuit court), 검인부(Probate division)의 판사 George W Greer는 명령으로 시아보의 급식관 제거를 승인하였다. 테리의 부모는 이 사건에 대하여 연방대법원에 긴급 청원을 하였고, 연방대법원은 동년 3월 17일 청구 를 기각(reject)한다. 동년 3월 18일 급식관은 최종적으로 제거되었다. 연방의회는 동년 3월 21일 시아보 사건을 연방대법원이 최종 판결하도 록 허용하는 특별 법안을 통과시켰다.

부활절 휴가를 앞당겨 대기하고 있던 부시 대통령은 이 안에 즉각 서명함으로써 이 사건을 연방대법원에 이전시켰으나, 24일 연방최고법 원은 '시아보 사건'의 심리를 거부했다. 이미 플로리다 지방법원과 애틀 랜타 연방법원 등에서 판결이 난 사항에 대하여 다시 심리할 이유가 없다는 것이다. 15년간 식물 상태로 급식관에 의존하여 생명을 유지하여 오던 테리 시아보(41, 여)는 2005년 3월 31일 오전 41세의 나이로 사망하였다.

테리 시아보의 사망 후 부검이 이루어졌으며, 부검 결과 뇌에 큰 손상을 입었고, 시력이 없는 상태여서 회복 가능성이 없었던 것으로 밝혀졌다. 부검을 주도한 존 토그마틴 의사는 "시아보의 뇌는 크게 축소돼 있었다"라면서 "(뇌에) 대규모 신경 손실 또는 소멸이 있었으며 이것은 돌이킬 수 없는 것이고, 어떤 요법이나 치료를 사용한다 해도 손실된 신경을 재생시킬 수는 없었을 것"이라고 말했다. 그는 "뇌는 정상적인 인간의 뇌의 절반 정도인 615g에 불과했고, 시력을 관장하는 부분은 죽어 있었다"라고 덧붙였다. 시아보가 15년 전 어떻게 실신해 식물인간 상태가 됐는지는 밝혀지지 않았다. 토그마틴은 부검과 사후 조사에서는 그녀가 실신 당시에 의심되던 대로 거식증이 있다는 어떤 증거도 발견되지 않았다고 밝혔다. 그러나 질식을 당했거나 다른 학대를 당했다는 증거도 발견하지 못하였고, 사인은 탈수 증세라고 말했다.

의학적 접근

뇌사에 관한 논의를 시작할 당시에도 이미 이와 구별되는 만성 의식 상실 상태에 대한 연구가 진행되었다. 뇌사의 개념 정립 당시에 전뇌사(total brain death) 또는 뇌간사(brain stem death)와 구별하여 신피질사(neocortical death)로 논의되었던 의학적 상태가 있었는데, 이것이 '지속적 식물 상태(persistent vegetative state)'라는 진단명을 가지게 된 것은 1970년대 초반의 일이다.[66] 학문적으로 논의되었던 상태가 연명 치료 중단에 관한 카렌과 크루잔의 판결을 거치면서, 미국의사협회는 뇌 손상을 입고 오랜 시간 의식을 회복하지 못하면서 의료기관에서 치료를 받고 있는 환자들의 상태를 의학적으로 정의하고 소생 가능성 을 제시할 필요를 느꼈다. 1990년 미국의사협회,[67] 1993년 미국신경과 학회[68]는 PVS 환자에 대한 연명치료 중단에 대한 윤리적 문제를 다루 었고, 1994년 공식적인 보고서 형식의 논문을 출판하게 된다.[69]

환자자기결정법(Patient Self-Determination Act)

카렌 퀸란 사건에서 카렌의 의사를 추정한 것에 대하여 많은 비판

---

66 Jennette B, Plum F. Persistent Vegetative State after brain damage : A syndrome in search of a name. Lancet. 1972;1:734-7.

67 American Medical Association Council on Scientific Affairs and Council on Ethical and Judicial Affairs. Persistent vegetative state and the decision ti withdraw or withhold life support. J Am Med Asso. 1990;263:426-30.

68 ANA Committee on Ethical Affair. Persistent vegetative state: Report of the American Neurological Association Committee on Ethical Affairs. Ann Neurol 1993;33:386-90.

69 The Multi-Society Task Force Report on PVS. Medical aspect of the persistent vegetative state (first of two part). N Engl J Med. 1994;330:(21):1499-1508. / (second of two part). N Engl J Med. 1994;330:(22):1572-79.

이 있었다. 그러므로 환자의 의사가 확인하는 문제를 해결하기 위한 시도는 연방이나 주 차원의 입법을 통하여 보충하려고 하였다. 1976년 미국 캘리포니아주의 자연사법(Natural Death Act)에서 치료에 관한 지시서(Treatment Directive)로 구체화되었다. 이후 미 연방의회는 1990년에 환자자기결정법(Patient Self-Determination Act)을 제정하여, 메디케어(Medicare)나 메디케이드(Medicaid)를 받는 의료기관(hospital, nursing home, health maintenance organization)들은 환자에게 자신들이 받아야 할 의료행위에 대하여 결정할 권리가 있음을 고지하도록 하였다. 주법에 의하여 치료를 거부할 권리를 고지하고, 이를 증명하기 위하여 사전지시서(advance directives)를 작성하도록 하였고, 의료기관은 환자의 진료 기록부에 사전지시서의 존부와 교육 여부를 확인하여 표시하도록 하였다.

두 가지 형태의 사전지시서가 통상 사용되는데, 하나는 환자가 구체적으로 특정한 의료행위를 받을 것인지 아닌지를 결정하여 문서화한 것으로서 생명에 관한 유언(living will)이라고 한다. 생명에 관한 유언은 말기 상태(terminal condition)에서 자신이 의사 결정을 할 수 없는 상황이 되면 사용하게 되는데, 말기 상태의 정의는 각 주(state)에 따라 다르게 정의된다. 예컨대 지속적 식물 상태에 빠질 경우에 연명치료를 거부하는 내용을 기재한 문서를 작성할 수 있게 하는 주가 점차 많아지고 있다.

조금 다른 상황으로 예컨대 말기 암 환자가 병원에서 치료 불가능한 상황에서 퇴원한 경우 심정지라는 상황에 빠지게 되더라도 심폐소생술(Cardiopulmonary Resuscitation, CPR)을 하지 말아달라는 심폐소생술 거부 명령(Do Not Resuscitate Order, DNR)도 같은 종류의 문서다. 이 방식의 문제점은 환자의 결정이 시간이 지남에 따라 바뀔 수 있는데, 생명에 관한 유언은 한번 작성한 이후 다시 작성하지 않으면 변화된 상황을 반영할 수 없다는 것이다.

다른 하나는 자신이 의사 능력이 없을 경우에 자신을 대신하여 결정할 사람을 정해놓은 것으로서 의료에 관한 지속적 대리인(Durable Power Of Attorney For Health Care, DPA: 또는 Health Care Proxy)이라고 한다. 대리인이 결정을 함에 있어서 환자의 생전 희망(wish)를 고려하여야 하는지가 문제가 되는데, 어떤 주는 환자의 희망에 반하여 대리인이 결정하는 것을 금지하고, 메릴랜드주의 경우는 환자의 희망이 알려지지 않은 상태에서도 환자의 최선 이익을 위하여 대리인이 결정하는 것이 가능하다. 주에 따라서 몇 명의 증인이 필요한지, 어떠한 문서 방식을 따르는지, 그리고 말기 상태임을 판정하는 방식은 어떠한지에 대하여 차이가 나타난다. 생명에 관한 유언에 비하여 좀 더 활용성이 높다고 한다. 문제점은 대리인들이 환자의 이익을 위하여 행동하지 않을 경우다. 일반적으로 증인들과 작성자 간에 혈연, 인척, 피상속인, 의료비 부담 의무자 등이 아니라면 DPA의 경우는 말기 상태가 아니라도 이용이 가능하다.

개별 입법례에 따라 문서 작성 과정에서 요구하는 엄격성에는 차이가 있을 수 있다. 예컨대 미국의 웨스트버지니아주의 Living Will Act(1994)를 살펴보면, 'living will은 환자에 의하여 문서로 작성되어야 하는데, 만약에 환자가 이를 시행할 육체적 능력이 없는 경우라면 환자가 이를 구술하고 이에 대한 내용을 환자와 증인들 앞에서 날짜를 적고 필기하여야 한다. 여기에는 최소한 18세가 넘은 두 명 이상의 증인이 선서를 하고 함께 서명하여야 한다라고 되어 있다. 이에 반하여 뉴질랜드의 경우에는 특별한 방식을 요구하지 않는다. 환자의 사전지시서는 대개 문서로 작성될 것을 요구하는데, 자필하지 않는 경우도 가능하며, 반드시 1인 이상의 증인이 요구된다. 전문가들의 의견과 달리 대부분의 나라에서는 환자의 의사를 주기적으로 갱신함으로써 최신의 의사를 파악하려고 하는 문서의 갱신에 대하여는 의무를 부과하고 있지 않다.

일반적으로 의료행위에 대한 동의 능력은 재산상의 동의 능력과는 다르게 보며, 자신의 신체에 시행되어지는 의료의 성격을 알 수 있을 정도의 능력을 가진다는 의미로서, '성숙한 미성년자(mature minor)'이론이라고 한다. 성숙한 미성년자 이론이 말기 환자의 사망을 의도하는 사전지시서에도 그대로 적용되는 나라가 있고, 사전지시서를 작성하기 위한 환자의 능력을 일반적인 의료행위에 대한 동의 능력보다 높은 수준으로 요구하는 나라도 있다. 네덜란드의 경우는 16세가 넘은 경우에는 의료행위에 대한 동의 능력이 있다고 보며, 사전지시서를 작성하는 경우에도 동일하게 적용한다. 그러나 사전지시서를 작성하는 대리인을 지정하는 경우에는 18세를 넘어야 한다.

지속적 식물 상태 환자에 대한 연명치료 중단 절차

현재 지속적 식물 상태 환자에 대한 연명치료 중단을 하기 위해서는 먼저 사전지시서를 작성하였는지 확인하고 그 지시에 따라 연명치료를 중단하는 것이 가능하다. 사전지시서가 없는 경우에는 환자가 의식을 잃기 전에 표시하였던 연명치료에 대한 구체적인 의사를 법정에서 제시하고 증명하여야 한다. 증명의 정도는 낸시 크루잔 사건에서 정립된 증거법적인 기준을 만족하여야 하며, 반드시 법원을 거쳐야 한다. 이에 대하여 미국의 3분의 2 이상의 주에서는 DPA를 사전에 지정하지 않은 경우에 의사 능력이 없는 환자를 대신하여 가족들 중에 특정인에게 대리권을 부여함으로써 의료진과 대리인이 연명치료를 결정하는 것을 법을 제정하고 있다.

예컨대, 일리노이주의 '의료에 관한 대리법'을 살펴보자(Illinois Health Care Surrogate Act: Ill. Ann. Stat. ch 755, para 40/1 et seq.).[70] 의사는 다음과 같은 절차에 의하여 연명치료에 대한 결정을 할 수 있다. 첫째는 환자의 의식 상실이 영구적이며, 불치 또는 불가역 상태인 경우로서 환자가 사전에 생명에 관한 유언(living will)이나 치료에 관한 대리인(power of attorney for health care)이 없다는 것을 확인한다. 확인은 구두 질문으로 족하다. 두 번째로는 대리인의 의사를 확인하고 치료 중단을 결정할 수 있다. 대리 결정을 할 수 있는 자격은 다음의 순서로

---

[70] Menikoff J, Law and bioethics, Georgetown university press, Washington D.C. 2001: pp 271-273.

한다. ① 환자의 후견인 ② 환자의 배우자 ③ 환자의 성인인 아들이나 딸 ④ 환자의 부모 중에 1인 ⑤ 환자의 성인인 형제자매 중 1인 ⑥ 환자의 성인인 손자(녀) ⑦ 환자의 가까운 친구 ⑧ 환자의 부동산에 관한 대리인이다.

지속적 식물 상태 환자에 대한 연명치료 중단을 요구하는 측에서 사전지시서나 환자의 생전 의사를 증명하지 못하고 주 입법도 없는 경우라면 당장의 연명치료 중단은 불가능하다. 환자의 상태가 좀 더 나빠져서 치료 계속이 의학적으로 무의미하다는 평가가 내려져야만 연명치료 중단이 가능하다.

일련의 연명치료 중단 과정에 특정한 절차를 부가하는 것은 위헌의 소지가 있다. 2005년 테리 시아보 사건을 보면 문서화된 사전지시서가 없었고, 남편이 테리 시아보의 생전 의사를 법정에서 증명하였다. 당시 플로리다 주지사였던 젭 부시는 문서화된 사전지시서가 없는 경우, 환자 가족 중에 한 명이라도 연명치료를 반대하는 경우에 주지사가 연명치료를 계속하도록 명령을 내리는 하는 일명 테리법(Terri's Law)를 제정하였지만 이 법은 2004년 플로리다 최고법원에 의하여 위헌 판결을 받았고, 테리 시아보의 급식관은 제거되었다.

6. 말기 환자의 여러 종류 사망에 대하여

의사 조력 자살

의사 조력 자살은 환자 스스로가 생명을 종식시키는 데 필요한 유형적인 수단이나 무형적인 정보를 제공함으로써 돕는 것[71]으로서 환자 자신이 죽음에 있어서 주체적 역할을 한다는 점에서 안락사와 구분된다. 이를 방조적 안락사로 구분하는 견해도 있다.[72]

---

71 同旨, 미국의사협회 윤리강령 2.211. Code of Medical Ethics, Council on Ethical and Judical Affairs, 1996-1997.

72 전술한 안락사 분류 참조.

미국 오레곤주 입법

미국의 44개 주와 컬럼비아 특별구는 의사 조력사를 불법으로 규정하고 있다. 다른 주들은 법 해석에 불명확한 점이 있지만, 노스캐롤라이나, 오하이오, 유타, 버지니아 및 와이오밍주의 경우 역시 불법으로 판단된다. 오레곤주만이 그들의 법률 아래에서 적법으로 처리하고 있다.

오레곤주에서는 시민이 발의한 법안이 주민투표에 의하여 법률로 확정될 수 있다. 1994년 11월 오레곤주 주민들은 '존엄한 죽음(Death with Dignity)에 관한 오레곤 주법'을 승인하였다. 이 법은 의사로부터 약품 처방을 받는 것을 통하여 죽음에 대한 조력을 얻는 것을 합법화하는 것이다. 이 법이 승인되자 연방지방법원은 헌법의 평등조항에 어긋난다는 이유로 금지명령(injunction)을 내렸다. 이에 대하여 제9순회항소법원은 금지명령을 취소하라는 오레곤주의 항소를 받아들여 금지명령을 취소하였다.

1997년 6월 26일 연방최고법원은 의사의 조력을 받는 자살에 관한 기본권은 적법절차에 관한 헌법 조항이나 평등한 보호에 관한 헌법 조항에서 도출될 수는 없다고 하였다.[73] 이 법을 주의회가 폐지하는 결정을 하였고 이로 인하여 오레곤주 내에서는 격렬한 논쟁이 일어났다. 1997년 11월 의회에서 폐지가 결정되었던 존엄사 법안은 오레곤주의 주민투표를 통하여 다시 확정되었다. 이 법의 내용은 다음과

---

[73] 구영모, 김장한, 이재담, 전게서, 180면.

같다.[74]

① 주치의와 다른 한 명의 의사에 의하여 6개월 이내에 사망하는 말기 질환을 가진 것으로 확인된, 오레곤주에 거주하는 18세 이상 성인은 인간적이고 존엄한 방법으로 사망할 수 있도록 약물 처방해줄 것을 문서로 요구할 수 있다.

② 처방 요구 문서에는 환자 외에 적어도 2명의 증인이 서명을 하여야 하는데 증인은 혈연, 혼인, 입양으로 친족의 관계에 있거나 부동산의 상속을 받을 권리가 가지지 않아야 하며 환자의 의료비를 부담하는 의료보험의 관계자이면 안 된다. 주치의 역시 증인이 될 수 없다. 환자가 오랜 시간 시설에 거주한 경우라면 증인 중의 한 명은 법에 의하여 자격이 인정된 자로서 시설에서 임명하여야 한다.

③ 주치의는 환자에 대한 의료 정보와 함께 처방하고자 하는 약의 종류 등 법이 요구한 사항을 기록한 기록지를 완성하여 다른 한 명의 상담 의사에게 제시하여야 하고, 상담 의사는 환자를 직접 진찰한 후 필요한 의무 기록을 열람하고 주치의가 제공한 정보가 정확한지 확인한 이후에 서명하여야 한다.

④ 환자가 정신과적인 문제로 고통받고 있다면 정신과 상담을 통하여 치료를 받게 하고, 이후 정상적인 정신 상태에서 결정

---

74 이상돈, 참고자료; 미국 오레곤주의 존엄사에 관한 법률(1994), 의료형법, 법문사. 1998: 217-222면.

할 수 있다는 점이 확인되어야 서명할 수 있다. 주치의는 환자가 결정한 사항들에 대하여 가까운 가족들에게 알리도록 하여야 하며, 환자가 가족들에게 알리기를 거절하면 처방해서는 안 된다.

⑤ 환자의 처방 요구는 구두와 문서로 이루어지는데, 최초 구두 요구를 한 이후 15일이 지나야 하고 문서 요구 이후 48시간이 지난 이후 의사는 다시 한번 환자의 의사를 구두 확인하고 처방해야 한다.

말기 환자를 6개월의 여명이 남은 것으로 추정되는 환자로 정의하였고, 그 추정은 2명의 의사가 하는 것으로 하였다. 환자가 의사 능력이 있는 경우에, 의사에게 자살이 가능한 약물을 처방해달라고 하면 이를 처방하는 것이 적법하다. 환자가 마음을 바꿀 것을 고려하여 15일 간의 숙려 기간을 부여하며, 이해관계가 없는 사람이 증인이 되어야 하고, 주치의는 죽음을 당기는 것 외에 다른 대체 치료 방법을 설명해주어야 한다. 죽음에 이르는 약물을 처방한 이후에는 주정부에 시행에 관하여 서면 보고를 하여야 한다.

존엄사에 관한 환자의 의뢰를 받은 의사가 이를 시행하여야 할 의무는 없고, 자신의 양심이나 신조에 맞지 않는다고 생각하면 이를 거절할 수 있다. 이러한 법 절차를 위반한 죽음에 대해서는 2급 살인으로 처벌되며, 존엄사를 시행한 경우에는 오레곤주 보건복지부(Department of Human Services)에 필요 사항을 서면 신고하여야 한다. 바비츄레이트(Barbiturates)가 이러한 존엄사를 시행하는 적절한 약물로 선호되었기 때문에, 오레곤주의 존엄사법은 연방의 마약관리법(Controlled Substance Act)에 편입되었다.

의견 대립과 견제

1970년 연방의회는 미국 내에서 합법적으로 사용되는 약물의 적정한 관리를 위하여 마약관리법을 제정하였다. 1971년 법무부장관(Attorney General)의 제한적 권한에 기초하여 이 법에 의하여 관리되는 약물을 주(states)에서 사용하는 경우에는 '적법한 의학적 목적'에 의하여 처방되어야 한다는 시행규칙(implementing regulations)을 규정하였다. 그러나 적법한 의학적 목적이 무엇인가에 대한 해석 규정은 없었다.

1998년 미국 법무부장관 쟈넷 르노(Janet Reno)는 도덕적, 법적, 의료적 관행에 기초한 자살 조력 행위는 주법에 의하여 해결되어야 하며 오레곤 주법에 의하여 의사가 존엄사를 시행하는 것은 마약관리법의 규제 대상이 아니라는 결정(ruling)을 하였다. 1998년 3월 26일 이 법에 의하여 미국 오레곤주에서는 말기 유방암 환자에 대하여 주치의가 처방한 극약을 먹고 공개적으로 사망한 의사 조력 자살이 행하여졌다.

2001년 11월 미국 법무부장관 애슈크로프트(Ashcrof)는 '애슈크로프트 지침(Aschcroft Directive)'을 시행하면서 '적법한 의학적 목적'을 통증을 조절하는 것에 국한한다고 규정하였다. 이로 인하여 오레곤 주법인 존엄사법에 의하여 치명적인 약물(바비츄레이트가 대부분을 차지하게 되므로 연방의 마약관리법의 적용을 받게 된다)을 처방하는 것은 하는 것은 연방의 마약관리법(Controlled Substance Act)을 위반하는 것이 되었다.

이로써 1998년의 쟈넷 르노(Janet reno)의 결정은 무효화되었다. 이에 대하여 오레곤주, 의사들, 말기 환자들이 연방법원에 소를 제기하였다. 1심과 제2심인 제9순회법원에서 애슈크로프트의 지침은 주의 권한을 침범하는 것으로서 위헌이라는 판결이 내려졌다. 현재 이 법에 의하여 200명 이상의 말기 환자들이 존엄사를 선택하였는데, 2006년 1월 17일 미 연방최고법원은 GONZALES, ATTORNEY GENERAL, et al. v. OREGON et al. 판결[75]에 의하여 오레곤 주의 존엄사법에 대한 애슈크로프트 전 법무부장관의 지침은 무효라고 하였다. 현재 캘리포니아와 버몬트의 주의회에서 존엄사법을 제정하려는 움직임이 있고, 그 외 44개 주에서는 이를 불법화하는 법을 가지고 있다.[76]

---

75 http://caselaw.lp.findlaw.com/scripts/printer_friendly.pl?page=us/000/04-623.html/ Accessed at Jan 27th, 2006.

76 http://www.usatoday.com/news/washington/2006-01-17-scotus-suicide_x.htm/ Accessed at Jan 27th, 2006.

잭 케보키안(Jack Kevorkian) 사건[77]

(1) 사건 개요

1990년 6월 은퇴한 병리의사 잭 케보키안에게 54세의 알쯔하이머 (Alzheimer) 환자 쟈넷 애드킨스가 죽을 수 있도록 도와달라는 부탁을 한다. 쟈넷은 활동적인 여성이었는데, 어느 날인가부터 자신의 기억력이 감퇴하고 있다는 사실을 깨닫게 되었다. 알쯔하이머병은 신경세포의 파괴로 인하여 진행적인 기억 상실이 나타나는 질병으로 회복은 불가능하다. 마지막 순간이 다가오면 환자들은 식물 상태에 빠지게된다. 쟈넷은 자신이 스스로 자신의 생명을 처리하기를 바랐으며, 헴록 소사이어티(Hemlock Society)의 회원이 되었다. 케보키안이 살고 있는 미시간주는 조력 자살을 불법으로 간주하지 않았기 때문에, 쟈넷은 자살을 하기 위해서 케보키안을 찾아왔다.

쟈넷 가족과 케보키안은 몇 시간에 걸친 면담을 하였다. 면담 후, 쟈넷이 우울증에 시달린다거나 비합리적이라는 판단을 하지 않았기 때문에 이를 문서화하고 비디오 촬영을 해두었다. 쟈넷과 케보키안의 가족들은 저녁 식사를 함께하였다. 다음 날 쟈넷과 케보키안은 한적

---

77 케보키안은 1928년생이며 병리학 의사다. 1987년 Detroit 신문에 'Death counseling'이라는 광고를 게재하였다. 1990년부터 1998년까지 100여 명의 자살에 관여하였다. 처음 2명의 자살에 관여할 때는 Thanatron(Death machine)이라고 명명한, 정맥 주사를 이용한 기계를 사용하였고 이후 의사 면허가 취소되어 더 이상 염화칼륨과 펜토탈 소디움을 구할 수 없게 되면서 일산화탄소(CO)를 이용한 질식사 방법을 사용하기도 하였는데 이를 Mercitron(Mercy machine)이라고 하였다.

한 공원으로 가서 타나트론(Thanatron: Death machine)이라고 불리는, 케보키안이 직접 고안한 기계를 사용한다. 케보키안이 쟈넷의 정맥에 주삿바늘을 꽂은 후 수액이 주입되도록 하였다. 쟈넷은 스스로 스위치를 돌려서 강력한 진정제인 티오 펜탈이 주입되도록 하였다. 곧 쟈넷은 의식을 잃어버렸고, 이어서 자동적으로 염화칼륨이 투여되었다. 쟈넷은 깊은 잠이 들었다가 심장마비로 사망하게 된 것이었다. 이러한 행위를 모두 마치는 데 6분이 걸리지 않았다. 이 행위에 대하여 검사가 살인죄로 케보키안을 기소하였다.

(2) 미시간주 지방법원의 판결

지방법원 판사는 미시간주에는 조력 자살을 금지하는 법 조항이 없기 때문에 공소를 기각하였다. 그러나 케보키안에게 머시트론의 재사용을 금지하는 명령을 내렸는데, 이 명령의 근거는 불명확한 것이었다.

(3) 이후

1998년 11월 22일 '60분(60 minutes)' 프로그램 방송에 케보키안이 루게릭 말기 환자인 토머스 유크(Thomas Youk)의 명시적인 동의를 받은 후 수면제 주사를 놓는 장면을 방송한다. 케보키안은 환자가 잠든 것을 확인한 후 직접 근육이완제와 염화칼륨을 주사하여 심장을 멎게 하였다. 1999년 3월 26일 미시간주 검찰에 의하여 살인죄로 기소되었고, 오클랜드 순회법원은 케보키안 박사에 대하여 2급 살인죄를 적용하여 10~25년 징역형을 선고하였다.

티모씨 퀼(Timothy Quill) 사건

백혈병 환자인 다이안(Diane)은 3년간 내과 의사 티모씨 퀼의 환자였다. 그녀의 상태는 갑자기 악화되었고, 급성골수단핵구 백혈병(acute myelomonocytic leukemia)으로 악화되었다. 퀼은 다이안에게 치료 방침에 대하여 설명해주었다. 치료는 세 단계로 진행되는데, 첫 번째 단계는 유도화학요법(induction chemotherapy)으로서 3주에 걸친 항암화학요법을 시행하는 것이었다. 이 과정에서 환자의 25%는 사망한다. 이후 강화요법(consolidation chemotherapy)을 시행하는데, 역시 25%가 사망한다. 이후 전신 방사선 조사 후 골수 이식을 수행하는데, 이식 후 이식숙주편대반응(graft-versus-host-disease)과 같은 부작용으로 25%가 사망한다. 이 치료를 시행하는 동안 심한 구역, 탈모, 감염 등의 부작용이 발생할 수 있다. 또한 병원은 다이안에게 적합한 골수 기증자를 알지 못하는 상태였다.

이러한 설명을 들은 후에 다이안은 치료를 거부하였다. 퀼은 그녀의 의사를 존중하였고, 가족들 역시 그러하였다. 퀼은 그녀가 비합리적이지도, 우울증을 가지고 있지도 않다는 사실을 확인하고 바비튜레이트를 처방해주었고, 자살하는 방법도 설명해주었다. 약 3개월이 지나면서 다이안의 몸은 무척 쇠약해졌다. 신체 조건들이 급격히 악화되기 시작했을 때 다이안은 퀼로부터 배운 방법대로 자살을 시행하였다. 이 사건은 의학 잡지에 발표되었지만, 대배심은 이를 기소하지 않았다.

부모의 치료 거부와 베이비 도우(Baby Doe)사건[78]

장애 신생아의 부모가 치료를 포기할 때, 의사들이 치료를 계속 주장하게 되면 Baby Doe 사건들이 발생하게 된다. 치료를 포기하는 이유는 다양하기 때문에 구체적인 한 가지 사건을 근거로 이러한 종류의 사건을 평가하는 것은 무리가 있다. 신생아의 장애로 인한 치료 거부와 비자의적 안락사에 관한 초기 사건들은 다운증후군(Down's syndrome)과 척추이분증(spina bifida) 신생아에서 발생한 기형과 관련된 것이다.

---

[78] 우리나라의 1996년, 5,497명의 총 미숙아 사망 중에서 보호자의 치료 포기에 의한 사망이 48.8%인 2,687명에 달한다는 보도가 있다. 한겨레 신문, 1998. 10. 24. 국정감사에 지적된 사항으로서 대한신생아학회가 조사한 내용이다.

존스 홉킨스 병원 사건들

1971년 메릴랜드주 볼티모어의 존스 홉킨스 병원에서 치명적인 장결손을 가진 다운증후군 신생아가 출생하였다. 당시 의료 기술에 의하면 다운증후군 성인의 지능지수는 25~60 정도였고, 심하면 25 이하였다. 수술을 받으면 생존할 수 있는 상황이었는데, 부모는 수술을 거부하였다. 의사들은 이 사건을 법정으로 가지고 가지는 않았다.

1982년 인디애나주 블루밍턴의 병원에서 기관식도루(tracheoesopha-geal fistula)를 가진 다운증후군 아이가 출생하였다. 기관지와 식도를 비정상적으로 연결하는 루(fistula)를 폐쇄하는 수술의 성공률은 90% 이상이었는데, 부모는 수술을 거부하였고, 의사들은 이 사건을 법정으로 가지고 갔다. 먼로 카운티의 1심 법원에서 존 베이커(John Baker) 판사에 의하여 긴급 심리가 진행되었다. 환자가 성장하여 누릴 수 있는 삶에 대한 전문가들의 의견은, 최소한의 삶의 질을 확보할 수 없다는 것이었다. 1심, 항소심 및 인디애나주 최고법원에 대한 상고에서도 모두 지방 검사는 패소하였고 연방법원에 긴급개입을 요청하던 중 신생아는 사망하였다.

이 사건으로 인하여 연방 차원의 대책이 수립되었다. 장애를 가진 신생아에 대한 치료 포기는 1973년 제정된 사회복귀법(Rehabilitation Act) 504조—단지 핸디캡을 이유로 차별하는 것을 금지하는 조항—를 위반한다는 법무부의 해석이 1982년 내려졌다.

이를 근거로 병원의 소아집중간호실(Neonate Intensive Care Unit,

NICU)에는 응급실위반 베이비 도우(Baby Doe) 명령이 내려졌으며, 수신자 부담 전화(베이비도우 핫라인)를 통하여 누구라도 피해를 신고하도록 하였다. 1983년 3월 7일 잠정적이지만 최종적인(Interim Final) 베이비 도우 명령이 내려졌고, 2주 후인 3월 21일 발효되었다.

이날 미국소아과학회(American Academy Pediatrics, AAP)는 연방지방법원에 효력의 중지를 요청하는 소송을 제기하였다. 이 소송(Amer. Acad. Ped V. Heckler)에서 절차상의 문제를 들어 AAP에게 유리한 판결이 내려졌다.

연방보건부(DHHP)는 1984년 1월 새로운 명령을 내렸다. 이 명령은 다시 제2순회항소법원에 의하여 그해 2월 무력화되었고 12월 금지명령이 내려졌다. 1984년 연방의회는 베이비 도우 사건에서 치료하지 않는 것을 아동학대로 처벌하는 아동학대방지와 치료법(Child Abuse Prevention And Treatment Act)을 개정하였고, 1992년 미국장애인법이 발효되었다.[79]

베이비 제인 도우 사건

1983년 10월 11일 베이비 제인 도우가 뉴욕 롱아일랜드 세인트 찰스 병원에서 출생하였다. 아기의 이름은 케리린(Kerri-Lynn)이고, 언론과

---

79 김장한, 구영모, 이재담, 전게서, 362-396면.

법정에서는 베이비 제인 도우(Baby Jane Doe)라고 불렸다.

아기는 척추이분증, 뇌수종, 신장 이상, 소뇌증을 가지고 태어났다. 환아에 대한 의사들의 예후 평가는 상반되었다. 1983년 10월 18일 케리린의 기사가 보도되자, 버몬트주 생명권 보호단체에 소속된 변호사 로렌스 워시번(Lawrence Washburn)이 케리린을 대신하여 치료를 받게 해달라는 소송을 제기하였다.

동월 20일 멜바인 탄넨바움(Melvyn Tannenbaum) 판사가 주재한 심리가 긴급하게 열렸고, 이 소송에 관하여 케리린의 후견인으로서 윌리엄 웨버(Willaim Weber)가 선정되었다. 웨버는 케리린의 치료를 결정할 권한을 부여받았다. 웨버는 아기에 대한 예후가 그다지 나쁘지 않을 것이라는 판단을 하고 수술을 포함한 치료를 승인하였다.

이 결정에 대하여 부모 측에서 주최고법원에 상고하였고, 상고심은 하급심을 파기하였다. '가능한 두 개의 선택이 의료적으로 합당한 경우에 그 결정은 아기의 부모에게 맡겨져야 한다'라고 하였다. 부모는 소송이 진행되는 동안 마음을 고쳐먹고, 아기의 뇌수종에 대한 치료와 폐렴에 대한 치료에 동의하였다. 아기는 1984년 4월 7일, 5개월 반의 나이로 집으로 돌아오게 되었다.[80]

미국의사협회의 윤리 강령(2.215)에 의하면 심각하게 중증인 신생아들의 치료 여부를 결정하는 것은 어떻게 하는 것이 가장 신생아에게 좋은(best) 것인지를 고려하여야 하는데, 고려할 점으로는 ① 치료가 성공할 가능성 ② 치료하거나 치료하지 않을 경우의 관련 위험 ③ 만

---

[80] 김장한, 구영모, 이재담, 전게서, 356-370면.

약 치료가 성공한다면 삶을 연장하는 정도 ④ 치료와 관련된 통증과 불편함 ⑤ 치료하거나 치료하지 않을 경우에 예상되는 신생아의 예상되는 삶의 질을 들고 있다.

삶의 질 평가는 어린이의 관점에서 바라보아야 하며, 견디어야 할 신생아의 통증과 고통이 장래 삶의 즐거움을 압도할 정도로 심각한 경우나 신경학적인 손상이 너무 심각하여 고통이나 삶의 즐거움을 느낄 수 없는 경우에도 치료 보류나 중단을 고려할 수 있다.

아기의 예후를 판단하기 어려운 경우, 예컨대 극단적으로 미성숙한 신생아의 경우에는 생명유지 치료를 시작하여야 하며, 치료 계속 여부는 예후가 좀 더 명확하게 판명된 이후에 결정하여야 한다. 모든 정보는 부모에게 제공되어야 하며, 좀 더 나은 결정을 위하여 상담을 받거나 병원 내의 윤리위원회에 도움을 요청할 수 있다.

병원 내의 윤리위원회는 부모의 결정이 아기의 최선의 이익에 부합하지 않는다고 판단되는 경우에는 공적인 기관에 특별한 결정을 내려줄 것을 요구할 수 있다.[81]

---

81 Code of Medical Ethics, Council on Ethical and Judical Affairs, 1996-1997.

후견인에 의한 치료 거부와 사이케비츠(Joseph Saikewicz) 사건[82]

1976년, 67세의 J. Saikewicz는 40년 이상 주정부의 시설에 수용된 자로서 지능지수(IQ)는 10, 정신연령은 2년 8개월 아이 수준이었다. 그는 몸짓과 괴상한 소리로서 상대방과 소통하였고, 몸짓과 신체 접촉에 반응하는 정도였다. 주변의 위험을 감지할 수 없었고, 낯선 환경에 가면 공간 지각을 하지 못하는 정도였다. 1976년 4월까지 그의 건강은 괜찮았다. 그러다 갑자기 급성 백혈병(acute myeloblastic monocytic leu-kemia)에 걸렸다. 이환되는 백혈병의 30~40% 정도를 차지하는 종류로서 화학항암요법은 2~13개월 정도 일시적인 증상의 호전을 가져오며 필연적으로 사망할 수밖에 없는 질병이었다. 60세가 넘은 환자의 경우 예후는 더욱 나빴으며, 항암화학요법을 시행하면 빈혈과 감염이라는 원치 않는 부작용이 발생할 것이었다.

보호시설(Belchertown state school)의 장은 청원을 하였고, 검인법원(probate court)은 소송을 위한 후견인(guardian ad litem)을 선임하여 환자의 치료를 결정할 권한을 부여하였다. 후견인은 환자의 질병이 치료 불가능하고, 항암화학요법은 심각한 부작용이 있으며, 사이케비츠는 치료의 의미와 수반되는 통증의 의미를 이해하지 못한다고 보고하였다. 이러한 이유로 그는 치료하지 않는 것이 사이케비츠를 위한 가장 현명한 선택이라고 결론지었다. 메사추세츠 최고법원은 1976년 7월 9일 위

---

[82] T. L. Beauchamp, J.F. Childress. Principles of biomedical ethics. Oxford. 5th ed. 2001;425-26.

청구를 인정했다. 사이케비츠는 1976년 9월 4일 사망했다.

의학적 무의미성(Medical Futility)과 연명치료 중단

개념적으로 무의미한 치료는 환자를 둘러싼 의료 상황에 대한 가치적 판단을 의미하는 것으로서 두 가지로 구분할 수 있다. 첫째는 죽을 권리(right to die)에 관한 것이다. 1970년대의 카렌 사건 등과 함께 삶의 질(quality of life)의 측면에서 죽을 권리가 논의되었다. 둘째는 의료진의 치료 거부 권리(right to refuse)에 관한 것으로서, 이후 1980년대 후반[83]에서 1990년대 초반[84]에 걸쳐 논의된다.

일반적으로 무의미한(futility) 치료라는 개념은 후자를 지칭하며, 의료계를 중심으로 치료를 거부할 권리에 대한 논의가 이루어진 것을 의미한다. 이 개념은 너무 가치 평가적이기 때문에 의료계가 이 개념을 이용하는 것이 어려울 것이라는 반론도 있었다.[85] 1993년, 미국의사협회(Journal of American Medical association, JAMA)지에 Lundberg가 의료계에서 의학적으로 무의미한 치료에 대한 정의를 만들어야 하

---

83 Youngner SJ. Who defines futility? JAMA. 1988;260:2094-5.

84 Schneiderman LJ, Jecker NS, Jonsen AR. Medical futility: its meaning and ethical implications. Ann Intern Med. 1990;112:949-54.

85 Troug RD, Brett As, Frader J. The problem with futility. N Engl J Med. 1992;326:1560-4.

고, 병원에 이에 대한 대책을 세워야 한다는 Editorial[86]을 실었지만 그 개념 요소의 정의와 유용성에 대해서는 2000년대까지 논란이 이어졌다. 그러던 중, 1988년에 이와 관련된 사건이 법원의 문을 두드렸다.

Wanglie 사건[87]

Helga Wanglie는 1904년 출생이다. 1989년 넘어지면서 골반뼈 골절이 왔고, 간호가정(nursing home)을 받았다. 1990년 호흡 곤란이 와서 병원 신세를 지게 되었다. 치료 도중에 심정지가 와서 심폐소생술을 받은 후 심정지의 후유증으로 저산소 뇌증(anoxic encephalopathy)이 와서 의식이 회복되지 않자 집중치료실(Intensive Care Unit, ICU)에서 치료를 받았다.

주기적으로 발작(seizure)을 하며, 다수의 욕창(multiple decubitus ulcers), 당뇨, 말초혈액순환장애, 심부전 상태다. 기관절제술을 통한 인공호흡기를 사용하며, 인공 영양공급(artificial nutrition)과 수분의 공급은 위창냄술(Gastrostomy)를 통하여 이루어지고 있다. 정맥 수액을 통한 항생제, 심장약, 항발작제 등이 투여되며 주기적으로 자세를 바

---

86 Lundberg GD. American health care system management objectives. The aura of inevitability becomes incarnate [Editorial]. JAMA. 1993;269:2554-5.

87 IN RE Wanglie. Minnesota District Court, Probate Court Division, No.PX-91-83,July 1, 1991.

꾸어주어야 하고 욕창 치료를 하고 있다. 대소변은 스스로 조절할 수 없으며, 도뇨관과 기저귀를 통하여 간호인이 처리해주어야 한다.

병원은 ICU에서 치료를 받을 경우 향후 몇 달간 생명을 연장할 수 있지만, 현재의 치료 수준을 떨어트리거나 ICU를 벗어나 일반 병동에서 일반적인 치료를 받는다면 아마도 수일 내지 수 주 이내에 사망할 것으로 판단하였다. 1년 이상 의식을 회복하지 못한 현재의 상태는 지속적 식물 상태에도 합당하다. 병원 측은 더 이상의 연명치료는 의학적으로 무의미(futile)하며, 이대로 퇴원하는 것이 자연사에 합당할 것으로 판단하였다.

1991년 병원의 의사들은 치료 중단을 위하여 법원에 윤리학자 스티브 마일즈(Steve Miles)를 대리인으로 선임해줄 것을 청구하였다.[88] 환자가 의식이 없는 상태에서 연명치료에 대한 결정을 할 권리는 환자의 남편, 장남과 딸이다. 그들은 환자를 위하여 할 수 있는 모든 치료를 다 해달라는 요청을 하고 있으며, 병원의 치료 중단 방침에 반대하면서 남편을 대리인으로 선임해줄 것을 요구하였다. 법적 공방 속에서 1991년 당사자가 사망함으로써 사건은 종결되었다.

---

88 In RE Wanglie Minnesota District Court, Hennepin County, Probate Court Division No. PX-91-283, July 1, 1991. In: Menikoff J, op cit, 357-359.

Causey 사건[89]

31세의 소냐 커시(Sonya Causey)는 요양원으로부터 심호흡정지 상태로 병원에 이송되었다. 혼수, 사지마비와 신부전 상태인 환자에 대하여 의사는 투석을 시행하는 것이 환자에게 도움(benefit)이 되지 못한다고 보았다. 의사는 인공호흡기와 투석을 할 경우, 2년 정도 수명을 연장할 가능성이 1~5% 정도 있다고 보았다. 가족들은 적극적인 치료를 원했기 때문에 의사는 이 사건을 병원윤리위원회에 넘겼고, 거기서도 의사의 의견이 정당하다는 결정이 내려졌다. 환자의 급식관 등과 인공호흡기가 제거되었고, 환자는 사망하였다.

환자의 남편과 부모는 병원과 의사를 상대로 고의 폭행에 기한 불법행위 손해배상(intentional battery based tort)을 청구하였다. 1심 법원은 피고가 직업적인 견해와 판단에 적합하게 행동하였기 때문에 이 행위는 의료불법행위법(Medical Malpractice Act)에 의하여 보호된다고 보았다. 1심, 2심에서 병원의 행위는 정당한 것으로 평가되었다.[90]

---

89 Causey v. Francis Medical Center. Court of Appeal of Lousiania 719 So. 2d 1072(La Ct. App. 1998).

90 Causey v. ST. Francis Medical Center. Court of Appeal of Lousiana 719 So. 2d 1072(La. Ct. App. 1998). In: Menikoff J, op cit, 362. 이 사건들에서 치료 중단이 경제적인 문제와 연관된 것으로 보기는 어렵다는 점도 지적할 만하다.

Gilgunn 사건[91]

죠안 길건(Joan Gilgunn)의 어머니는 72세 때 넘어져서 골반뼈가 부러졌다. 수술을 하기 전에 환자는 발작을 심하게 하였고, 그 결과 의식을 잃었고 꼬집는 통증에만 반응하였다. 75세에 이르러 그녀는 메사추세츠 종합병원(Massachusetts General Hospital)의 집중치료실 인공호흡기에 의존하여 생존하는 상태가 되었다. 병원은 심폐소생술을 포함하여 더 이상의 치료는 무의하다고 판단하였다.

죠안(Joan)은 장녀인데 어머니로부터 연명치료 중단에 대한 결정 권한을 부여받았다. 병원의 판단과는 다르게 모든 치료를 해주기를 원하였다. 병원윤리위원회에서의 논의는 한 번으로 끝이 났고, Joan은 더 이상 회의에 참석하지 않았다. 병원윤리위원회에서 환자의 진료 기록부에 더 이상의 치료를 계속하는 것은 비윤리적이라고 기재하였다. 다음 달에 새로운 의료진이 병원에 배치되었고, 응급 상황에서 심폐소생술을 시행하지 않았다. 길건은 사망하였고, 죠안은 병원과 의료진을 상대로 정신적 손해배상을 청구하였다. 이 사건은 배심에 의하여 의료진에 대한 책임이 없다는 결정이 났다. 1995년 길건 사건에서 법원은 '비록 환자 가족들이 요구하더라도 다발성 장기부전으로 죽어가는 환자에 대하여 심폐소생술을 제공할 필요가 있는 것은 아니다'라고 하였다.

---

91 Gilgunn v. Massachusetts General Hospital, SUCV92-4820 (Mass Suprem Ct, Suffolk Co, April 21, 1995). This case (Gilgunn v. Massachusetts General Hospital) was decided by a jury and there was no appeal. Thus, there is no judicial opinion in this case.

1999년 미국의사협회 윤리사법위원회: 의학적 무의미성에 대한 지침[92]

미국의사협회의 지침은 절차적으로 의학적 무용성에 대한 문제를 해결하고자 하였다. 상담을 통하여 의학적 무의성에 대한 이해를 구하고 이를 통하여 연명치료를 중단하거나, 다른 병원으로 해당 환자를 전원시키는 것이 가능하다면 이를 통하여 간접적으로 문제를 해결하는 것을 먼저 방안으로 제시한 후, 이러한 시도가 실패한 다음에는 환자 측의 반대에도 불구하고 연명치료를 중단할 수 있다고 하였다. 하지만 이러한 방식을 통하여 연명치료를 중단하는 것이 사법적으로 정당화될 것인지는 의문이 있다고 하였다.

이러한 의학적 무의성을 절차적으로 입법화한 것은 텍사스주다. 1999년 기존에 존재하던 3개의 연명치료 관련법을 하나의 법으로 통합하였다. 사전지시서법(Advance Directives Act)[93]에 의하면, 환자의 상태를 고려하여 더 이상의 의학적 치료가 필요 없다고 판단되면 환자와 가족에게 다른 병원으로 전원할 것을 통지한 이후에 10일이 지나도 전원하지 않으면 환자나 가족의 반대에도 불구하고 연명치료를 중단할 수 있다. 이 법을 시행하는 도중에 치료를 더 받기 원하는 환자의 명시적 의사가 확인되어도 더 이상의 치료가 무의미하다는 병원윤리위원회의 결정이 있으면 치료를 제공하지 않고 퇴원을 요구한 사례

---

92 Medical Futility in end-of-life care: report of the Council on Etical and Judicial Affairs. JAMA. 1999;281:937-41.

93 Chapter 166 of the Texas Health & Safety Code.

들이 있다는 것이다. 이러한 죽음은 최종적으로 자연사로 처리되어야한다. 절차는 다음과 같다. 물론 이러한 병원의 조치에 대해서는 강한반대도 있다.

① 병원은 환자 가족에게 윤리상담 과정에 대한 병원 정책을 문서로 통지하고, 가족이 이 과정에 참여할 것을 48시간 이전에 알려주어야 한다.

② 윤리상담 과정에서는 가족에게 환자의 치료에 대한 윤리적검토 과정에서 발견된 사항을 문서로 알려주어야 하는데, 환자 가족이 이의를 제기하여 이것이 적절하게 처리되지 않으면 병원은 환자 가족과 함께 가족들이 원하는 치료를 제공할수 있는 다른 의사나 시설들을 알아보아야 한다.

③ 윤리상담 과정에서 병원윤리위원회가 가족에게 환자에 대한문제점을 알려준 시점으로부터 시작하여 10일 이내에 전원기관을 찾아보아야 하며, 그 기간 동안 전원하지 않으면 병원은 치료를 일방적으로 중단할 수 있다.

④ 환자 가족은 이러한 병원의 조치가 불만족스러울 경우 주법원에 연명치료 중단을 결정하기 위한 기간 연장을 청구할수 있다. 법원은 환자 측에 기간을 더 줄 경우에 전원을 하는것이 가능하다고 판단되는 경우에만 기간 연장을 허락할 수있다.

⑤ 환자 측이 기간 연장을 신청하지 않거나 법원이 기간 연장을

허락하지 않을 경우에 병원의 연명치료 중단은 민형사상 면책된다.

1994년 베이비 케이(Baby K) 사건에서 버지니아주의 의료진과 병원 윤리위원회는 무뇌아(anencephalic baby)에게 인공호흡기를 제공하는 것이 의학적으로 무의하다는 주장을 하였다. 판결은 의학적으로 무의미한 치료라고 병원 측이 주장하여도 이러한 치료를 계속할 것인지 아니면 중단할 것인지를 결정하는 것은 가족의 권리라고 판결하였다.

베이비 케이(Baby K) 사건[94]

베이비 케이는 1992년 무뇌아(anencephaly)로 출생하였다. 선천성 기형으로서 뇌, 머리뼈, 두피의 상당 부분이 결손된 상태로 태어난 베이비 케이는 대뇌의 대부분이 없었기 때문에 보고 듣는 것과 같은 것은 할 수 없었지만, 뇌간(brain stem)이 존재하였으므로 반사적 반응은 이루어지고 있었다. 이런 아기들은 대개 출생 후 수일 내에 사망하는 것으로 알려져 있는데, 출생 당시 호흡 곤란이 왔기 때문에 담당 의사는 일단 인공호흡기를 적용하였다. 주치의는 무뇌아의 경우 출생 후 수일

---

94 IN RE Baby K. United State Court of Appeals for the Fourt Circuit, 16 F.3d 590 (4th Cir.1994).

이내에 호흡 곤란으로 사망하는 것이 일반적이므로, 영양 및 수분의 공급과 체온 유지만 해주는 제한된 처치를 하면 좋겠다는 제안을 하였다.

하지만 K의 엄마는 처치 범위에 인공호흡기를 포함시켜줄 것을 요구하였다. 적절한 치료 범위에 관하여 합의를 할 수 없게 되자 병원은 K를 전원하려고 하였지만 어느 병원도 전원을 받아주지 않았다. 1992년 11월, K는 가까운 간호가정(nursing home)으로 옮겨갔다. 이후 아기에게 호흡장애가 수차례 발생하면서 K는 위 병원에 세 차례 더 방문하여 인공호흡기를 포함한 치료를 받게 된다.

이러한 일이 여러 번 반복되었고, 병원은 무의미한 치료를 더 이상 할 수 없다며 병원으로서는 더 이상의 의료를 제공할 의무가 없다는 것을 확인해주기를 바라는 소(declaratory judgement)를 제기하였다. 1994년 아기는 16개월이 된 상황이었다. 버지니아 동부지방법원은 1973년의 사회복귀법(Rehabilitation Act), 1984년의 미국장애인과 수정아동학대방지법(the Americans with disabilities Act, the Child Abuse Amendments of 1984), 1986년의 응급의료와 적극적 처치에 관한 법률 (the Emergency Medical Treatment and Active Labor Act, EMTALA)에 근거하여 이를 인정하지 않았고, 이에 대하여 병원 측은 연방 제4순회항소법원에 상소하였다.[95] 항소법원은 EMTALA에 초점을 맞추고 지방법원의 판결을 그대로 인정하였다.

---

[95] In Re Baby K. United States Court of Appeals for the Fourth Circuit 16 F.3d 590(4th Cir.1994).

판결 이유[96]는 다음과 같다.

> EMTALA는 환자가 돈을 지불할 수 없다는 이유로 응급치료를 거부당하거나 의학적 상태가 안정되지 않은 채 다른 병원으로 전원되는 것을 방지하기 위하여 제정된 법이다. 의회는 이 법을 통하여 충분한 치료가 제공될 수 있도록 병원을 포함한 의료공급자들에게 두 가지 의무를 부여하고 있다. 첫째, 어떤 환자라도 치료를 위하여 응급실을 찾아오는 경우에 응급치료가 필요한 상황인지를 결정하기 위한 진단(screening) 방법을 충분하게 제공하여야한다. 병원은 동일한 증상을 호소하는 자들에게 동일한 진단 절차를 제공함으로써 이 의무를 완수하여야 한다. 이러한 진단 과정 중에 응급 상황임이 판명되면 다른 형태의 의무들이 발생할 수 있을 것이다. …(중략)… Baby K의 경우 호흡 곤란을 치료하기 위하여 병원을 방문한 이상 응급 상황으로써 그녀의 신체 기능상에 문제가 발생할 수 있는 가능성이 있다는 것이 합리적으로 인정되고, 병원으로서는 Baby K의 호흡 곤란을 치료하거나 이를 치료하기 위한 적절한 다른 의료기관으로 전원할 의무가 있다.

법원은 장애 아기에게 치료를 받게 할 것인지 아닌지를 결정하는 데에는 치료 이후 예후로서 아기가 살아야 할 삶의 질을 고려하는데, 이때 치료를 받을지 받지 않을지가 의료적으로 선택 가능하다고 판단된

---

96 Opinion by Judge Wilkins. In: Menikoff J, op cit, 368.

다면 어떠한 선택을 할지는 부모에게 맡겨져야 한다고 보고 있다. 판례에 의하여 입법적 조치 없이 어린 자식의 연명치료 중단에 대하여 부모가 가지는 대리권을 폭넓게 인정하고 있다. 이러한 법리는 아이가 지속적 식물 상태에 이른 경우에도 마찬가지로 해석될 수 있다.

7. 안락사와 연명의료: 이성과 야만에 대하여[97]

이성이 특정한 행위를 하도록 요구한다면, 그것이 실천이성의 명령에 의한 의무라고 판단된다면, 행위자가 그 행위를 하는 것은 언제나 정당한가?

1859년 찰스 다윈은 『종의 기원』을 발표하면서 자연선택설과 적자생존에 의한 생물학적 진화론을 주장하였다. 그러자 다윈의 사촌 프란시스 갈톤은 다윈의 이론을 다르게 해석하면서, 우생학(eugenics)을 주장하게 된다. 자연선택설이 적용되는 자연과 다르게 사회는 열위적 특성을 가진 인간을 보호하는 체계를 가지고 있기 때문에, 자연 도태될 수밖에 없는 열위적 특성이 사회에서는 제거되지 않고 생식을 통하여 후대에 전달되기 때문에 사회 전체적으로 유전적 특성은 평균 또는 나쁜 쪽으로 향하게 된다고 주장하였다. 그는 사회 개량 또는 좋은 특

---

97 http://www.opinionnews.co.kr/news/articleView.html?idxno=21006. 인터넷 매체인 '오피니언뉴스'에 2019년 7월 기고한 글을 정리한 것이다.

성의 보존을 위해서는 인위적 생식을 하여야 하며, 이것은 동물 개량 품종을 만드는 것과 같은 방식이라고 하였다.

또한 같은 시기 허버트 스펜서가 사회를 유기체와 동일시하여 사회 진화론(Social Darwinism)이라는 단어를 사용하였고, 다윈의 적자생존을 사회 정책에 반영하여야 한다는 주장을 하였다. 이 이론은 전 유럽과 미국에까지 전파되어 각국의 정책에 반영되게 된다.

1945년 독일 전범을 재판하기 위한 뉘른베르크 재판에서 유태인 대학살은 A급 전범 사건이었다. 나치는 아리안족에 대한 순결성을 지키기 위하여 정신지체와 같은 장애인들에 대하여 강제 불임을 시행하였고, 신체장애가 있는 노약자와 정신장애가 있는 환자들에게 안락사(euthanasia)를 시행하였다. 몇 건의 안락사 시행 이후 대규모 살상을 시행하는 단계로 진입하였다. 1937년 정신 질환을 앓고 있는 아기를 죽인 아버지에 대한 가벼운 처벌이 있었고, 1939년 눈이 보이지 않고 팔다리가 결손되어 태어난 신생아를 나치의 승인하에 의사가 안락사 한 사건이 있었다. 이후 나치는 6,000건에 이르는 장애 아동에 대한 살인 단계에 진입하게 된다.

나치는 살 만한 가치가 없는 삶(Lebensunwertes Leben)이라는 개념 하에서 다섯 단계로 범위를 확장하였다. 첫째는 강제 불임이었고, 뒤이어 병원에서 심한 장애를 가지고 태어난 신생아들에 대한 치료 거부 및 살인이었다. 이후 대부분의 정신 병원에서 선발된, 정신장애를 가진 성인에 대한 일산화탄소를 이용한 살인이 있었다. 동일한 공간은 수용소 내의 장애 수용자로 채워졌고 최종적으로는 유대인으로 바뀌었다. 즉, 이러한 과정은 확대 재생산되어 비아리안족을 청소하여 독일을 정화한다는 소위 '최후의 해법(Final Solution)'이라 불린 프로그램이 시행되면서 유태인 600만 명, 폴란드인 60만 명, 수천 명의 집시와 동성연애자를 죽였다. 강제 불임으로 시작되었던 과학적 이성의 실행이 시간이 흐르면서 대학살의 인종 청소를 시행하게 된 근간에는 우생학과 사회진화론의 이론이 있었다.

독일 전범 재판에 참관하였던 뉴욕의 정신과 의사 레오 알렉산더는 1949년 뉴잉글랜드 의학저널에 기고한 논문에서 초기 장애인에 대한 안락사와 후기 대학살은 삶의 질을 평가해서 사는 것보다는 죽는 것이 나을 것이라는 생각을 독일 의사들이 받아들였다는 점에서 동일한 출발점을 가진다고 주장하였고, 이것을 미끄러운 비탈길 논증(slippery slope argument)이라고 하는데, 레오 알렉산더는 나치의 인종 청소는 동일한 것은 동일하게 처리하여야 한다는 이성의 명령에 의한 전형적인 미끄러운 비탈길 사례라고 이야기한다.

하지만 인종 청소에 이르러서는 수천 년 동안 유럽에서 만연하였던 반유태주의와 독일 의료계 내부에서 만연하고 있던 인종 차별주의에 기초하여 진행된 것이라는 주장도 있다. 미끄러운 비탈길과 같이 초기에 미묘하게 변화하는, 인지하기도 어려운 태도 변화가 있던 것이 아니라 표면적으로는 진행 과정이 서로 연결된 것같이 보이지만 인종 청소는 대중에 공공연하게 만연되었던 인종 차별주의가 정치적 이유로 현실화된 것에 불과하다는 주장이다.

1961년 할리우드에서 나온 '뉘른베르크 재판'이라는 영화를 보면, 피고 측 변호사 역을 맡은 막시밀리안 셸은 대학살에 대한 증인 심문을 한다. 1927년 미국 연방대법원은 대법관 올리버 웬델 홈즈가 극도로 가난하며, 성적으로 문란하고 정신박약의 특징이 있는 캐리 벅에 대하여 우생학적 이유로 인하여 난관절제술을 시행하도록 한 버지니아주법을 합헌으로 하였다는 미국의 강제 불임 시술을 재판부에 밝힌다. 변론의 의도는 승전국에서도 동일한 이론에 근거한 불법이 있었다는 사실을 밝히려는 것이었다.

현대 의학에 있어서 말기 환자에 대한 치료 중단이 독일의 인종 청소 사건들과 논리적으로 연결되는 미끄러운 비탈길에 있는 것인지가 뜨거운 쟁점이 되고 있다. 현대 의학에서 안락사는 환자 본인의 의사를 확인한 다음에 시행하는 것이므로, 인종 청소와는 다르다는 반론이 있다. 하지만 현실이 항상 명확한 것은 아니다.

1971년 네덜란드 의사 포스트마는 뇌출혈로 신체 마비, 청력 소실 및 언어 장애를 가진 어머니를 안락사하였다. 환자가 비참한 상황에 처했다는 것은 능히 짐작할 수 있는 사정이다. 이 사건에서 포스트마는 살인죄 유죄 판결과 집행유예라는 관대한 처분을 받게 되는데, 1973년 의사협회와 검사들이 함께 만든 지침에 의하여 '① 의사 결정 능력이 있는 환자, ② 환자가 자율적으로 반복해서 명확하게 의사표시를 문서로 할 것, ③ 다른 의사에게 해당 사안에 대한 의견을 구할 것, ④ 환자는 호전 가능성이 없는, 견딜 수 없는 통증(pain)이나 고통(suffering)을 겪을 것이라는 네 가지 기준을 모두 지킨 사안에 경우에는 국가는 의사를 기소하지 않기로 하였다. 이 지침이 의사 결정 능력이 없는 지속적 식물 상태 환자, 심각한 정신지체가 있는 정신 질환자, 말기 환자들을 포함하지 않았다는 점은 주목할 만하다.

이후 렘멜링크 위원회는 20년간 시행된 네덜란드에서 시행된 안락사를 분석하였다. 1990년의 예를 들면 130,000명의 사망 건 중 2%에 해당하는 2,300명의 안락사 건 중에서 1,000명이 의사 능력이 없는 환자들에게 시행된 것으로서 지침을 어긴 것으로 보고하였다. 이 보고서에 대한 분석은 찬반 두 진영에서 다르게 나타났다. 비판론자들은 1,000명의 의사 결정 무능력자에 대하여 안락사를 시행한 것은 바로 윤리적 경계를 지킬 수 없는 미끄러운 비탈길로 들어선 것이라고 하였다. 지지자들은 다른 두 가지 사실에 주목하였다. 첫째, 해당 환자들은 100% 말기 환자였다는 점이다. 환자들 대부분이 한 달에서 일주일 정도 여명을 가진 상태였다. 둘째, 의사들은 의사 결정 무능력자의 안락사 요청을 3분의 2 이상 거절하였다.

1991년 추가 보고서에서도 유사한 논쟁이 나타났다. 에이즈 환자나 암 환자들이 절차를 갖추지 못한 채 갑자기 의식을 잃어버렸지만 안락사가 시행된 경우로서, 환자들에게 선택 기회가 주어진다면 이러한 결정을 하였을 것이라는 것이 명확한 사례들이 있었다. 의사들에게 안락사 시행 이후 보고 의무를 부과한 새 법 시행 이후에 조사한 1995년 결과도 동일한 결과를 보여주고 있다. 천여 명의 환자들은 죽음이 임박한 상황에서 미처 죽음을 준비할 시간도 없이 의식을 잃고 무기력한 상태가 되었으며, 아마도 본인이 이러한 상황이 될 것이라는 사정을 미리 알았더라면 죽여달라는 의사표시를 하였을 것으로 판단되는

건들이 보고되었다. 오랜 기간 극심한 거식증을 앓던 환자 사례와, 두 자녀의 죽음 및 이혼으로 극심한 우울증에 빠진 환자 사례에 대한 안락사 실행과 정신적 고통의 문제가 논쟁이 되었지만 사회적 분위기는 이를 허용하는 쪽이었다.

이러한 허용적 분위기가 인정되는 이유로, 네덜란드가 가지고 있는 국가단일보험자체계(National Single Payer System)에서 만들어진 주치의 제도, 장기가정간호 제도와 같은 의료 서비스의 제공이 언급된다. 경제적인 문제로 인하여 노령의 가족과 치유가 불가능한 말기 환자를 죽음을 몰고 갈 수 있다는 미국인들의 비판에 대하여 동의하지 않았다. 2001년 네덜란드는 법률로서 합법화하였고, 국민 90% 정도의 찬성 의견이 있었다. 암 환자, 루게릭 환자와 같은 경우에 초기에 사전지시서(advanced directive)를 작성하고 말기에 이를 근거로 의사가 사망을 도와주도록 하였다. 다만, 아직 12~16세 환자에 대한 규정은 없고, 이로 인하여 안락사를 원치 않는다는 '생명선언증'을 지참하는 네덜란드인도 늘고 있다고 한다. 2002년 벨기에에서도 이와 동일한 입법을 하였고, 스위스는 의사 조력 사망을 일부 합법화하였다.

인종 청소가 이성의 명령으로 정당화되어 나치 대학살의 근거가 되었다. 물화된 이성이 야만이 될 수 있다는 점을 역사는 극명하게 보여준 것이다. 간략하게 기술하였지만 필자는 현재 의료계에서 연명의료와 관련하여 이루어지는 다양한 논의들이 이러한 철학적 문제를 극복하는 좋은 단초가 될 것으로 본다.

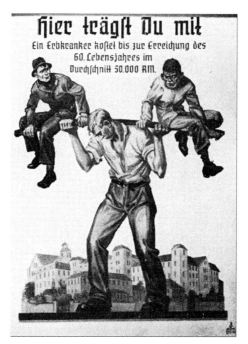

이 그림은 고등학교 생물학 교과서에 실린 것이다.
당시 나치는 유전적으로 결함이 있는 사람들을 부양하기 위해서
독자들이 60세에 이를 때까지 5만 제국 마르크를 부담하여야 한다고 설명하고 있다.
그래서 강제 불임을 시켜야 한다는 내용이다.

(출처: US Holocaust Memorial Museum)

8. 안락사, 존엄사, 의사 조력 자살 및 연명치료 중지

이 글에서는 객관적으로 연명치료 중지, 존엄사, 안락사, 의사 조력 자살을 소극적, 적극적으로 구분하고 주관에 따라 자의적, 반자의적, 비자의적을 논하는 다시 복잡한 쟁점을 다룬다. 구분을 복잡하게 하는 요인 중에 하나로서, 용어 자체에 대한 반대도 있다. 형법학계의 안락사 정의는 다양한데, 일반적으로 '격렬한 고통에 허덕이는 불치 또는 빈사의 환자에게 그 고통을 제거 또는 감경하기 위하여 그를 살해하는 것'[98]에서 크게 벗어나지는 않는다.

'안락사(euthanasia)'라는 용어는 나치 인종 청소를 연상하게 한다는 이유로 사용을 반대하거나,[99] 통증을 느끼지 않는 것이라는 증거가 없다는 이유로 '안락사'는 존재하지 않는다는 의견도 있다. '존엄사(death

---

98 이재상, 전게서, 21.

99 독일에서는 안락사라는 용어보다는 존엄사라는 용어를 선호한다고 한다. 물론 존엄사 용어에 반대하는 독일 내 가톨릭의 입장도 있다.

with dignity)'에는 '존엄'이라는 개념을 죽음에 연관시키는 것 자체를 반대하는 의견이 있고, 의사 조력 자살 행위에 '존엄사'라는 용어를 사용하는 것을 반대하는 의견도 있다. 우리나라의 예로는, 죽음을 앞둔 말기 환자에 대하여 연명치료를 중단하는 것을 '인간으로서의 존엄'을 지켜주기 위한 것이라고 하지만 김수환 추기경의 선종에 대하여 '존엄사를 선택하였다'라는 보도를 공식적으로 부인하는 천주교의 반대 성명이 있었다.[100]

이 글에서는 연명치료 중단이라는 의학적 행위에 중점을 둔 명칭을 사용하며, 이를 시행하기 위한 절차를 3가지로 구분하여 설명한다. 첫째는 환자의 상태로서 소위 '말기 환자', '지속적 식물 상태' 등과 같은 상황을 포함하는 연명치료 중단에 대한 객관적 요건과 분류다. 둘째는 이러한 연명치료를 시행하기 위하여 요구하고 있는 말기 환자의 의사(意思)에 대한 분류와 요건이다. 셋째는 객관적 요건과 주관적 요건이 충족되었을 때, 연명치료 중단을 위한 법적 절차다.

안락사(euthanasia) 논쟁

안락사(euthanasia)는 그리스어 기원으로 좋음을 의미하는 'eu'와 죽

---

100 2009. 3. 19. 한국 가톨릭 주교회 생명윤리위원회의 위원장 장봉훈 주교의 명의로 '김수환 추기경의 선종은 결코 존엄사가 아닙니다'라는 성명서가 발표되었다.

음을 의미하는 'thanatos', 즉 '좋은 죽음'이란 뜻에서 유래했다. 안락사라는 용어가 의미하는 '좋은 죽음'이라는 용어 자체가 성립될 수 있는지에 대한 논쟁이 있다. 중세 신학대전을 저술한 토마스 아퀴나스(Thomas Aquinas)는 자연법 원리를 강조하여 안락사는 자연의 질서에 어긋나는 행위로 보았다. 독일 철학자 칸트(Kant)는 인간을 수단이 아닌 목적으로 보며, 인간 생명의 존엄성을 부정하는 것은 실천이성에 반하는 것으로 안락사를 반대하였다.

의사가 되기 위하여 지켜야 한다는 히포크라테스 선서에는 '나는 설사 환자가 원할지라도, 극약을 주지 않을 것'이라는 문구가 있다. 하지만, 기원전 5세기 그리스 코스섬에서 환자를 돌보았던 히포크라테스가 당시 그리스 의사들을 대표한 것도 아니고, 현재 의료윤리가 기원전 만들어진 선서 내용에 기속되는 것도 아니다. 고대 그리스에서는 환자가 고통 없이 죽도록 도와주는 일이 일반적으로 행해지고 있었다. 스파르타에서는 장애를 가지고 태어난 아이가 죽도록 버리는 것, 노인들이 자의에 의하여 죽음을 맞이하도록 가족으로부터 버림을 받는 것이 허용되었다. 그리스의 플라톤이나 아리스토텔레스와 같은 철학자, 로마의 황제, 마르쿠스 아우렐리우스의 명상록도 안락사에 대하여 적대적이지 않았다.

프란시스 베이컨(1561-1626)은 저서 『학문의 발달』(1605)에서 '의사의 의무로서는 건강을 회복시킬 뿐 아니라 고통이나 괴로움을 경감시키는 것이 있다. …(중략)… 이와 같은 경감에 의하여 …(중략)… 편안하게 숨을 거둘 수 있는 역할에 도움이 되는 경우도 있다'라고 하여 의

사는 '죽음의 고통과 괴로움을 완화시키고 달래기 위한 기술의 탐구'에 대한 연구를 하여야 한다.[101]

객관적 요건들에 대하여

(1) 사망의 시기가 임박하거나 회생 불가능할 것

안락사의 대상은 의학적으로 보아 암과 같은 말기 환자로서 명백하게 사망이 임박한 경우 또는 지속적 식물 상태와 같이 사망의 시기를 늦추는 것은 가능하지만 회복의 가능성이 없어야 한다. 사망이 임박하다는 것은 회생이 불가능하다는 것을 의미하지만, 회생이 불가능한 경우가 반드시 사망이 임박한 것을 의미하지는 않는다.

사기의 임박을 어떻게 정의할 것인지에 관하여 여러 의견이 있을 수 있다. 지속적 식물 상태가 문제가 되는 회복 불가능성에 대해서는 Multi-Society Task Force의 연구보고서에 의하면,[102] 머리에 외상을 입고 의식을 잃은 434명의 환자 중에서 12개월이 지난 후 의식을 회복한 경우는 7례였고, 30개월이 지난 후에 의식을 회복한 환자는 없다고

---

101 醫療 の의 法律學, 제2판 植木 哲 有斐閣, 2003을 번역한 醫療의 法律學, 韓貴鉉역, 한국법제연구원, 2004:322-323.

102 Multi-Society Task Force on PVS, "Medical Aspect of the Persistent Vegetative State," parts 1 and 2, NEJM, 1994;330(22):1572-1579.

보고하고 있다. 그러나 오랜 시간이 지나서 혼수상태로부터 회복되었다는 사례가 드물게 보고되는 것을 보면, 일반인이 가지는 회복 가능성에 대한 믿음도 중요한 기준이 될 수 있다.

사망의 시기가 임박하였다거나 회생 불가능하다는 판단에는 의학적인 사실 외에 '삶의 질'의 측면에서 생명유지에 대한 가치 평가가 포함되어 있다. 더 나아가 미국 법원에서 '무의미한 치료'를 인용하거나, 의식이 없거나 소아와 같이 자의성을 판단하기 어려운 경우에 특히 이러한 규범적 판단의 적절성이 중요한 쟁점이 되었으며, 이것이 안락사에 대한 미끄러운 비탈길 논쟁의 근거가 되었다.

⑵ 고통의 제거 및 경감 목적

안락사는 그 대상이 되는 사람에게 발생하는 고통을 제거 및 경감하는 것을 목적으로 시행하여야 한다. 고통은 일반적으로 육체적인 통증과 정신적인 괴로움을 포함하는 개념이다. 일본의 판례는 육체적인 통증에 대하여는 말기 환자의 경우에 인정하지만 정신적인 괴로움을 제거하려는 목적은 인정하지 않는다. 안락사 반대론자들은 육체적 통증 또는 괴로움은 마약의 사용을 비롯한 통증의학과 호스피스 의학의 발달로 충분히 조절할 수 있으므로 고통의 제거 및 경감을 위한 안락사를 금지하여야 한다고 한다.

연명치료 중단이 과연 환자의 생명 연장을 단축하였는지가 불확실한 경우도 있다. 이러한 경우 일반적으로 연명치료 중단, 존엄사, 안락사라는 용어를 사용하지 않는다. 우리 연명의료결정법에 의하면 임종기 환자라고 구분한다. 말기 암 환자가 사기가 임박하여 의식을 잃은 상태에서 집으로 퇴원을 하고 거기에서 인공호흡기를 제거한다면, 그것은 자연스러운 죽음의 과정으로 받아들이기 때문이다.

(3) 생명의 단축

안락사 시행의 결과로 생명의 단축이 일어나야 한다. 생명의 단축은 두 가지로 구분할 수 있는데, 첫째는 병이 진행하여 자연적인 사망 시기가 도래하기 전에 사기에 임박하여 고통을 제거 또는 경감하기 위하여 안락사를 시행함으로써 환자가 사망하도록 하는 것, 둘째는 연명치료라는 의료적 개입을 통하여 생명을 인위적으로 연장하고 있는 환자에 대하여 연명치료를 중단함으로써 자연스러운 죽음을 맞이할 수 있도록 하는 것이다.

인공호흡기를 제거하는 과정을 살펴보자. 예를 들어 노환으로 임종 직전의 환자에 대하여 자연스러운 죽음을 맞기 위하여 퇴원시킨 이후에 집에서 인공호흡기를 제거하였고 얼마 있다가 환자가 사망하였다면, 인공호흡기 제거는 죽음의 과정 자체로 보아야 한다.

20세의 젊은 남자가 교통사고로 지속적 식물 상태가 되었다. 이 남자는 인공호흡기를 제거하여도 자발 호흡이 살아나서 죽지 않을 가능성도 있다. 하지만 의료진은 인공호흡기를 제거하면 죽을 수도 있기 때문에 그것을 제거할 수 없다고 주장한다. 죽을 가능성이 있는 환자에 대하여 이 인공호흡기를 제거하는 행위의 의미는 무엇인가? 이 판단에는 죽음보다 못한 삶이라는 '삶의 질(quality of life)', '인간이 존엄하게 죽을 권리(death with dignity)'라고 하는 기준들이 제시된다.

지속적 식물 상태 환자의 경우 환자 가족들로부터 중지가 요구되는 행위는 인공호흡기 제거나 강제 급식 금지다. 인공호흡기 제거는 환자의 상태에 따라 죽음이 초래되지 않을 수 있지만, 강제 급식 중지는 반드시 가까운 시간 내에 죽음이 발생하기 때문에 차이가 있다.

의사 조력 자살

말기 암 환자로서 육체적 통증, 정신적 고통을 겪지만 회복이 불가능하고, 죽음이 멀지 않은 경우는 의사 조력 자살(Physician Assisted Suicide, PAS)에 해당한다. 대표적으로 미국 오레곤주는 존엄사법(Death with Dignity Act)으로 합법화하고 있다. 요건은 생존 기간이 6개월 미만이라고 판단되는 말기 환자에 대하여, 자살을 가능하도록 독극물 처방전을 발급해주는 것을 인정한 것이다. 학자에 따라서는 방조적 안락사라고 하여 '환자 자신이 주체적으로 안락사를 시행하는 과정에서 행위자가 단지 보조적으로 도와주는 데 불과한 행위에 그친 경우에 한정한다'[103]라고 정의하고 있다.

---

103 허일태, 전게논문, 29면.

간접적 안락사(indirect euthanasia)

환자의 고통을 감소시키기 위한 조치를 취하는 도중에 의도하지 아니했던 부작용으로 인하여 생명 단축을 초래한 경우를 말한다. 말기 환자의 통증을 조절하기 위하여 마약을 투여하였는데, 점점 그 용량을 증가시켜야 했기 때문에 그로 인한 부작용으로 사망한 경우를 들고 있다. 다량의 진통제를 투여함으로써 환자의 생명이 단축되는 것이 예견되더라도 환자의 통증을 경감하려는 의도하에 이루어진 행위라면 그것은 이중효과원리(principle of double effect)에 의하여 도덕적으로 허용된다는 것이다. 고의범과 과실범을 구별하는 우리 형법에서 원칙적으로 과실범으로서 결과 예견 및 회피의무 위반이 문제가 된다.

소극적 안락사, 적극적 안락사 및 의사 조력 자살에 대한 규범적 평가

(1) 보류와 제거의 차이에 대하여

소극적 안락사에는 ① 필요한 치료를 처음부터 제공하지 않는 것(보류: withhold)과 ② 시행되고 있던 필요한 치료를 제거하는 것(제거: withdraw)의 문제가 있다. 만약 의사 결정 능력이 있는 말기 환자가 생전 의사표시(사전지시서)에 의하여 말기 상태인 자신에게 심폐소생술을 하지 말 것(Do Not Resuscitate, DNR)을 지시하는 경우, 응급구조대가 그 지시에 따라서 구조 조치를 하지 않은 것이라면 이것은 '보류(withhold)'의 문제다. 그러나 이 지시를 거부하고 응급소생술을 시행하였고, 이후 환자가 지속적 식물 상태에 빠지게 된다면 의료진은 이후 인공호흡기 제거라는 연명치료 철회(withdraw) 문제에 직면하게 된다.

카렌 사건이 일어나기 2년 전인 1973년 미국의사협회(American Medical Association, AMA)의 공식적인 입장은 다음과 같았다. '한 인간의 생명이 다른 인간에 의하여 의도적으로 종결되는 것—자비살인(mercy killing)—은 의료전문가가 취해야 하는 입장과는 상반된 것이고, 미국 의사협회의 정책과도 상반된다. 생물학적인 죽음에 직면하였다는 명백한 증거가 있을 때, 신체의 생명을 연장하기 위한 비통상적인 수단의 도입을 중단하는 것은 환자나 가까운 가족의 결정에 따른다. 의사의 조언과 판단을 환자 본인과 가족들은 자유롭게 활용하여야 한다.' 이 입장에 대한 해석은 자비살인(mercy killing)은 금지되지만, 비통상적인 생명 연장 중단은 허용하는 것으로 보았다.[104] 1975년 AMA는 입장을 정리하는데, 죽이기 위하여(letting die) 호흡기를 제거(withdraw)하는 것을 안락사(euthanasia: 여기서는 mercy killing)와 동일한 것으로 보았기 때문에, 안락사는 살인이라고 하였다.[105] 이 입장에 의하면 연명장치를 도입하지 않는 것(withhold)은 허용되지만, 연명장치를

---

104 A statement adopted by the House of Delegates of the American Medical Association on December 4, 1973. In: James Rachels, Active and Passive Euthanasia, N Engl J Med 1975;292:78-80.

105 김장한, 구영모, 이재담, 전게서, 66.

제거하는 것(withdraw)은 허용되지 않는다고 보고 있다.

1973년 AMA 입장에 반대하여 적극적 안락사와 소극적 안락사에 대한 규범적 동가치성을 논의한 것은 레이첼스(J. Rachels)다.[106] 레이첼스는 다음의 두 가지 사례를 들어 양 행위의 동가치성을 논하고 있다.

[사례 1]

스미스는 그의 여섯 살 난 사촌이 사망한다면 엄청난 액수의 유산을 받을 수 있다. 어느 날 저녁 스미스는 사촌이 목욕하는 동안 욕실에 침입하여 아이를 익사시킨다. 이후 스미스는 아이가 사고사로 죽은 것으로 꾸민다.

[사례 2]

존스는 그의 여섯 살 난 사촌이 사망한다면 엄청난 액수의 유산을 받을 수 있다. 어느 날 저녁 존스는 사촌이 목욕하는 동안 욕실에 침입하여 익사시키려고 한다. 그런데 욕실에 들어가는 동안 아이가 사고로 욕실에 빠지면서 익사하게 된다. 존스는 아이를 구하지 않고 지켜보면서 사고사로 죽게 한다.

이 두 가지 사례를 규범적으로 동가치적이라고 판단한 뒤, 적극적 안락사와 소극적 안락사는 동일한 가치를 지닌 행동이라고 평가하고 있다. 레이첼스의 논변에 의하면 연명장치의 보류(withhold)와 철회

---

106 James Rachels, Active and Passive Euthanasia, N Engl J Med 1975;292:78-80.

(withdraw)의 구별 역시 불필요하게 된다.[107]

연명장치의 보류는 철회에 비하여 일견 좀 더 신중한 처사로 보일 수 있다. 그러나 이러한 보류 행위는 적극적인 치료를 시행하는 것을 처음부터 거부하는 것으로서 환자에게 해악이 될 수 있다. 왜냐하면 일단 생명을 구조하기 위한 최선의 치료를 시행하고 환자의 상태가 결정된 이후에 이를 철회하는 행위가 환자를 위해서도 더욱 바람직할 수 있기 때문이다. 그럼에도 불구하고 의료진이 초기 단계의 치료 보류를 선호하는 이유는 이후에 발생할 가능성이 있는 분쟁에 휘말리지 않기 위해서 초기부터 개입하지 않고자 하기 때문이다. 그러나 이러한 행위는 의사가 환자를 위하여 행동하여야 한다는 진료 의무를 저버리는 것이다. 그러므로 이 두 가지 행위를 다르게 평가하는 것은 환자를 위해서 바람직하지 않다. 도리어 치료 보류와 치료 철회를 적법하게 시행할 수 있는 조건들을 동일하게 규정하여 치료 철회가 원활하게 이루어질 수 있도록 하는 것이 중요하다고 한다.

이러한 입장은 1983년 미국 대통령윤리문제자문위원회의 견해[108]다. 미국의사협회는 1986년 입장을 변경하였고, 의사윤리지침 역시 '생명유지 치료의 보류와 철회 사이에는 아무런 윤리적 차이가 없다'라고 밝히고 있다.[109]

---

107 위의 논증은 행위의 작위성과 부작위성의 동가치성을 의미하는 것으로서 이 논증이 안락사 행위에 대한 규범적 평가를 모두 해결해주는 것으로 보지는 않는다.

108 의료윤리학, 한국의료윤리학회, 계축문화사; 2003:88.

109 Code of medical ethics; E2-20 Withholding or Withdrawing Life-Sustaining Medical Treatment.

'적극적'과 '소극적'의 차이에 대하여

의사가 환자에게 극약을 직접 주사하여 살해하는 것과 치명적인 약을 처방 또는 교부하여 환자 스스로 먹게 하는 것 사이에 존재하는 도덕적 차이는 무엇일까? 의사 조력 자살의 경우 환자가 자신의 행위에 대하여 그 의미를 좀 더 고려하였고, 사망이라는 결과 실현을 자기의 육체적 행위에 의하여 직접적으로 성취하는 것이 적극적 안락사와의 차이점이다. 형법상 적극적 안락사는 살인죄로 처벌하고, 의사 조력 자살을 자살관여죄로 처벌하는 것도 이러한 규범적 차이를 반영한 것이다.

소극적 안락사 사건에서 케보키안 사건과 티모시 퀼 사건은 종종 대조되어 설명된다. 퀼은 다이안을 잘 알고 있던 주치의로서 오래동안 그녀를 치료해왔다. 처음에 치료 방법을 제안하였고, 그녀의 자율성을 존중하였고 이러한 조력사만을 전문으로 하는 의사도 아니었다. 케보키안의 사례에서 많은 이들이 우려를 나타내었고, 이를 제지하기 위한 검찰의 기소도 이루어졌다. 의사 조력 자살이라는, 법적으로는 동일한 평가를 받는 행위임에도 불구하고 일반인의 도덕적 평가에 차이가 나타나는 것은 주목할 만하다. 티모시 퀼 사례에 있어서는 의사 조력 자살이 남용될 수 있는 소지가 매우 적다고 느낀 것인데, 이러한 점은 네덜란드의 적극적 안락사 합법화에서도 중요한 논의점이 된다.

네덜란드가 안락사에 대한 넓은 허용성을 가지게 된 중요한 요소 중 하나는, 의사와 환자 간에 오랜 시간을 가지고 인간적인 신뢰를 쌓을 수 있는 의료체계가 존재한다는 점이다.[110] 현대 의료에서는 병원이 전문화, 대형화됨으로써 의사와 환자 간의 신뢰가 과거에 비하여 많이 희석되어 있다. 환자가 자신의 신체와 생명을 의사가 마치 물건과 같이 취급한다고 느낀다면, 그 환자가 어떤 식으로든지 안락사를 선택하기는 어려울 것이다. 네덜란드의 경우는 미국에 비하여 환자와 의사들이 개인적으로 친밀하며 수년간이나 자신을 치료해오던 상황이었다. 의사는 환자의 상태에 대하여 잘 알고 있었던 것이다. 이러한 신뢰관계가 있었기 때문에 적극적 안락사를 합법화하는 것이 가능하였다.

네덜란드의 경우 렘멜링크 보고서에서 적극적 안락사의 기준을 지키지 않은 예들이 보고되었다. 1991년 보고서에 의하면 매년 약 1,040명의 사람들이 비자발적 안락사에 의하여 사망한다. 담당 의사들은 동정심에 사로잡혀서 환자를 혼란에 빠뜨리지 않기 위하여 안락사에 대한 환자의 의견을 묻지 않았다.[111] 이에 대하여 네덜란드 검찰이 형사 책임을 묻지는 않았다.

일정한 요건을 정하여 안락사를 인정하면서 적극적 안락사에 대해서도 처벌하지 않는 나라는 네덜란드와 벨기에가 있으며, 나머지 모든 나라에서는 적극적 안락사를 불법으로 보고 있다. 우리나라의 경우 다수 학설은 이를 불법이라고 보고 있으며, 소수의 학자들은 이를 비범죄화하여야 한다고 주장한다.[112]

---

110 김장한, 구영모, 이재담, 전게서, 201-202면.

111 김장한, 구영모, 이재담, 전게서, 201면.

112 임웅, 적극적 안락사의 비범죄화론: 2000. 이상용, 치료 중단과 안락사, 64면 재인용.

환자가 스스로 약을 먹을 수 없을 정도로 육체적 마비가 있는 경우는 어떻게 할 것인가? 예컨대, 척수를 포함한 중추신경계 손상으로 인한 점점 악화되는 사지마비나 호흡 근육 마비와 같은 질병을 앓게 되는 경우에 환자는 확실하게 예상되는 인공호흡기 의존 상태가 오기 전에 죽기를 바랄 수 있다. 그러나 시기를 놓쳐서 본인의 힘으로는 의사조력 자살을 할 수도 없는 상황이라면, 누군가 옆에서 죽는 것을 도와주어야 한다. 생명 단축이 있었고, 행위자의 고의가 있었다는 측면에서 소극적인 것과 적극적인 것의 구별은 의미가 없고, 동일한 평가를 해야 한다는 것이 토마스 유크 사건에 대한 케보키안의 주장이다.

각 나라의 법적 태도를 분석할 때 고려하여야 할 점으로, 자살관여죄를 처벌하는지 살펴보아야 한다. 적극적 안락사를 처벌하는 스위스는 자살관여죄를 처벌하지 않기 때문에 환자가 의사나 약사의 도움을 받아서 안락하게 자살하는 방법이 형법상 허용되어 있다. 우리나라는 자살관여죄를 일반적으로 처벌하고, 국내 학설도 적극적 안락사를 반대하고 있다.

우리나라 사건들

우리나라의 경우 소위 보라매 병원 사건[113]에서 의사의 충고에 반한

---

113 대법원 2002도995. 공2004.8.1.(207),1255.

퇴원에서 환자 보호자가 퇴원을 강요하였고, 이에 의사가 퇴원 허락을 하였고, 이로 인하여 환자가 사망한 사건에서 의사에 대하여 작위에 의한 살인죄를 인정한 바 있다.

이 재판의 진행 중인 2001년 11월 대한의사협회는 윤리지침을 발표 하여 적극적 안락사, 의사 조력 자살을 금지하였으나 의학적으로 의미 없는 치료는 '의사가 회생 불가능한 환자에게 의학적으로 무익하고 무용한 치료를 보류하거나 철회하는 것이 허용된다'와 진료 중단과 퇴원 요구 시 유의 사항과 회복 불능 환자의 진료 중단에서 환자 가족 등 대리인의 판단에 의하여 진료의 중단이나 퇴원을 요구하는 것을 허용 한다고 규정하였다.

이후 전면 개정된 대한의사협회의 윤리지침에서 이전과 마찬가지로 의사가 관여하는 적극적 안락사와 의사 조력 자살을 금지하였으며,[114] 제18조(의학적으로 의미 없는 의료행위의 중단 등)에서 '의사는 의료행위가 의학적으로 무익, 무용하다고 판단된 회생 가능성이 없는 환자에 대 하여 환자 또는 그 보호자가 적극적이고 확실한 의사표시에 의하여 환자의 생명유지 치료 등 의료행위의 중단 또는 퇴원을 요구하는 경우 에 의사는 의학적, 사회 통념적으로 수용될 수 있다고 판단되면 그들

---

[114] 대한의사협회, 의사윤리지침 제16조(말기 환자에 대한 의료의 개입과 중단) "① 의사는 죽음을 앞 둔 환자의 신체적, 정신적 고통을 줄이는 데 최선의 노력을 다하여야 한다. ② 의사는 죽음을 앞둔 환자가 자신의 죽음을 긍정적으로 받아들여 품위 있는 죽음을 맞이할 수 있도록 노력 하여야 한다. ③ 의사는 감내할 수 없고 치료와 조절이 불가능한 고통을 겪는 환자에게 죽음 을 초래할 물질을 투여하는 등의 인위적, 적극적인 방법으로 자연적인 사망 시기보다 앞서 환자가 사망에 이르게 하는 행위를 하여서는 아니 된다. ④ 의사는 환자가 자신의 생명을 끊 는 데 필요한 수단이나 그에 관한 정보를 의사가 제공함으로써 환자의 자살을 도와주는 행 위를 하여서는 아니 된다."(전면개정, 2006. 4. 22.)

에게 충분한 설명을 하고 법령이 정하는 절차와 방법에 따라 그 의료행위를 보류, 철회, 중단할 수 있다'라고 하였다.

제18조에 의하면 보호자의 의사만으로 의료행위의 보류, 철회, 중단이 가능하므로 반자의적 안락사를 할 수 있다는 해석도 가능하다. 하지만 연명의료결정법의 내용을 고려하면 이 규정의 실행이 가능한 것인지는 의문의 여지가 있다.

주관적 요건: 자의(voluntary)에 관하여

생전 지시서와 같은 문서가 존재하지 않는다면 어떻게 할 것인가? 자의성을 인정하기 어려울 경우에 어떻게 안락사를 인정할 것인가? 의사 결정 능력을 가졌으나 질환 또는 사고 등에 의하여 의사 결정 능력을 상실하여 의사 확인의 가능성이 없는 경우로서 지속적 식물 상태에서 사전 의사를 확인하지 못한 경우, 치매와 같은 만성 질환에 의하여 의사 능력을 회복할 가능성이 없다고 판단되는 경우에는 생전 의사를 파악하는 방식에 의하여 연명의료중단을 결정할 수 있다. 하지만 유아와 같이 의사 능력을 아직 가져보지 못한 경우라면 어떻게 의사 추정을 할 것인가? 환자 최선의 이익(best interest)이라는 기준이 가능할 것인데, 그렇다면 이것은 언제나 성인 환자보다는 불리한 기준이 될 가능성이 높다. 이러한 유형을 비자의적 안락사(non-voluntary euthanasia)라 한다.

지속적 식물 상태 환자에 대한 치료 중단의 정당성을 인정하기 위한 사법적 기준은 두 가지로 나타나고 있다(미국).[115]

(1) 주관 심사(subjective test)

환자가 이러한 경우에 대비하여 사전에 명백하고도 납득할 만하게 (clearly and convincingly) 생명유지장치를 제거해달라는 의사를 사전에 표현한 경우에는 환자 가족이 요구하는 치료 중단을 인정한다.[116] 미국은 주에 따라서 병원에 입원하여 치료를 받기 전에 이러한 생명에 관한 의사(living will)를 문서로 받을 것을 병원, 의사의 의무로 입법화한 곳도 있다. 이 기준의 문제점은 환자가 사전적 의사를 공식적인 문서(living will form)로 기재하였거나, 공식적인 장소에서 계속적으로 명백하게 사전적 의사를 표현한 경우를 제외하고는 환자의 의사를 명백하게 판단하기 어렵다는 것이다. 낸시 크루잔 판결에서 연방최고법원이 취한 태도다.

---

115 Persistent Vegetative State and the Decision to Withdraw or Withhold Life Support. JAMA, 1990;263(3):657.

116 증거법적으로 가장 약한 형태인 증거의 우위(preponderance of evidence)의 경우 민사법적인 손해배상 인정을 위한 증거 인정 법칙이며, 가장 강한 형태는 합리적 의심의 여지가 없는 (beyond reasonal doubt)로서 형사법적인 유죄 인정을 위한 증거 법칙이다. 명백하고도 납득할 만한 증거(clear and convincing evidence)는 그 중간에 해당한다. Oral declarations, 즉 문서화되지는 않았으나 환자가 평소에 다른 사람에게 자신의 생명유지장치의 유지 또는 제거의 문제를 명백하게 이야기하였을 것을 인정해주는 것이다. 낸시 크루잔 판결에서 요구된 "명백하고 확신할 만한(clear and convincing) 증거"에 의하여 인정되어야 한다는 조건을 충족한다.

(2) 대체 판단(substituted judgment)

환자가 비록 사전에 명백한 의사를 표현하지 않았지만, 환자가 선택하였을 것이라고 추정되는 의사를 기준으로 생명유지장치를 제거할 수 있다는 견해다. 카렌 퀸란 판결에서 뉴저지 최고법원이 취한 기준이다. 이 기준은 형식적으로는 의사를 추정하는 형식을 취하고 있지만, 실질적으로는 문제가 되는 모든 경우에 환자의 추정 의사를 인정하여 생명유지장치를 제거하게 할 수 있다는 비판이 있다.

자의성 판단 보완

지속적 식물 상태를 포함하여 연명치료를 중단하는 데 있어서, 환자의 사전 의사 확인이 가장 강력하면서도 거의 유일한 근거가 되는 것이 사실이었다. 하지만 이러한 문제에 대하여 사전에 의사표시를 하였다는 것을 증명하기는 매우 어려운 일이었기 때문에 각 주별로 사전지시서 제도가 도입된다. 1990년대 연방의회는 환자자기결정법(Patient Self Determination Act)을 제정하여, 미국의 의료보호 제도인 Medicare나 Medicaid 프로그램에 참여하는 모든 의료기관에 대하여 입원하는 환자들을 대상으로 주법이 허용하는 한 사전지시서를 작성하도록 하였다. 그리고 표시된 환자의 의사는 자신의 의무 기록에 문서화하도록 하였다. 1990년대까지 미국의 43개 주에서 몇 가지 변형된 형태의 사전지시서를 가지게 되었으며, 환자의 권리 장전(bill of rights)에 기재하여 병원에 공시하기도 한다.

사전지시서(advance directives)

사전지시서(advance directives)는 구두(oral) 또는 문서로 모두 가능하다. 구두로 의사를 표현할 경우, 의료진이나 법원이 환자의 사전 의사를 명확하게 확인하는 것이 사실상 어렵기 때문에 사례별로 그 적용에 차이가 나타날 수 있다는 단점이 있다. 몇몇 주에서는 이러한 의사 확인이 명백하고 믿을 만한 증거(clear and convincing evidence)에 의하여 인정되어야 한다는 증거법상의 법칙을 요구하고 있다. 구체적으로 몇 가지 형태가 사용되고 있다.[117]

① 처음 나타난 방식은 생명에 대한 유언(living will)을 미리 작성하는 것이다. 주법에 따라 다르긴 하였지만 생명에 대한 유언이 효력을 발휘하기 위해서 확인되어야 할 사실들, 예컨대 환자가 말기 상태에 있어야 한다는 조건들을 만족시켜야 하

---

117 American College of Legal Medicine Textbook Committee. Legal Medicine. 6th ed. Philadelphia: Mosby. 2004: pp 312-313.

기 때문에 환자들은 영구적 혼수나 지속적 식물 상태와 같은 정작 필요한 상황에 대처하지 못하는 경우가 있었다. 또한 많은 주에서는 미리 인공호흡이나 인공급식을 명백하게 포기할 수 없는 것으로 규정함으로써 의료 선택의 폭을 좁혀놓았다.

② 다른 방식으로는 가치 목록(value inventory)을 작성하는 것이다. 환자가 인생에 있어서 중요하게 여기는 가치들이 무엇인지 미리 기재하도록 하여, 환자 가족이나 의료진이 환자를 위하여 결정을 할 때 도움을 받을 수 있는 것이다.[118]

③ 다른 방식으로 지속적인 대리권(durable power of attorney)의 수여에 의하여 환자가 의사 결정을 하지 못할 상황에 처한 경우, 대리권을 수여받은 자가 대신 결정하는 방식을 택하였다. 대리인은 환자로부터 대리권을 받을 때, 대리권 행사 범위를 제한받을 수 있다. 치료하는 병원의 치료 원칙과 환자의 가치관이 충돌하는 것과 같이 환자가 미리 고려하지 못했던 상황이 발생한 경우, 일반적으로 세 번째 방법이 좀 더 상황 변화에 유연하게 대처할 수 있으며, 선호되는 것 같다.

---

118   Gregory. E. Pence. Classic Cases in Medical Ethics. 4ed. Mcgraw Hill. 2004;53.

사전지시서의 한계

　사전지시서로 통칭되는 방법으로 환자의 의사파악 문제가 모두 해결되는 것은 아니다. 사전지시서는 대개 병원에 입원하게 되는 경우에 의료진의 도움을 받아서 작성하게 되는데, 50대 이하의 사람들은 병원에 입원하는 경우가 적기 때문에 정작 나이가 들어서 생명의 위협을 받는 상황이 되면 이러한 사전지시서를 가지고 있지 않은 경우가 대부분이었다. 또한 이러한 방식을 근본적으로 반대하는 논리도 있다. 환자들에게 정작 문제가 발생하였을 때 미리 정해둔 방향으로 결정을 유지할 것인지, 아니면 그 믿음이 바뀌게 될지에 대한 확신이 없다는 것이다.[119]

　다른 문제로는, 사전지시서가 구체적인 상황에 대한 결정을 내리기에 부족한 경우가 있다. 생명유지장치를 제거하는 것에 음식과 물이 포함되는지가 명시되지 않은 경우 등이다. 사전지시서는 대개 환자가 입원하면서 작성하기 때문에 50세 이하로서 사고를 당하여 의식을 잃고 입원한 경우에는 그러한 사전지시서가 없는 경우가 다반사다.

---

[119] SUPPORT Principal Investigator, "A Controlled Trial to Improve Care for Seriously Ill Hospitalized Patients. The study to understand Prognoses and Preferences for Outcomes and Risks of Treatment(SUPPORT)." JAMA, 1995;274:1591-98.

비자의적 또는 반자의적 치료 거부에 대하여

지속적 식물 상태에 대한 소극적 안락사는 법원이 환자의 생전 의사를 확인하는 방식을 통하였기 때문에 비록 일부의 비판이 있기는 하였지만, 비자의적 또는 반자의적 안락사 논쟁으로 확대되지는 않았다. 비자의적 또는 반자의적 안락사의 경우 부모, 후견인 또는 병원에 의한 치료 거부 형태로서 대개 소극적 안락사 형태를 가지게 된다. 특히 병원의 치료 거부는 1990년대 전후 미국에서 심각한 논의를 가져왔고, 의학적 치료의 무의미성(futile treatment) 판단이 전면에 나타나게 된다.

미국에서 현실적으로 장애를 가지고 태어난 소아의 경우 치료 여부를 결정하는 데 아직 부모의 의사가 가장 중요하며, 법원도 이러한 권리를 인정하고 있다. 또한 소아에 관한 1994년의 Baby K 판결에 의하면 비록 응급치료에 관한 것이기는 하지만 미국은 아직 장애를 가지고 태어난 소아에 대하여는 의학적으로 무의미한 치료에 관한 법적 기준을 가지지 못하고 있다는 것을 알 수 있다.

미국에서 성인 환자에 대하여, 구체적 법이 있는 경우를 제외하고는 환자를 대신하여 치료 중단을 결정하기 위해서는 소송 후견인으로 법원에서 임명되어야 한다. 즉, 의식을 잃은 남편을 대신하여 아내가 치료 중단을 결정할 수는 없다. 다만 아이들을 위해서 부모가 치료 중단을 요구하는 경우는 대부분 예외적으로 인정하고 있다. 미국의 각 주에서는 법원을 통한 소송 후견인 임명이라는 절차를 생략하기 위하여 특정 상황에 따른 치료 중단의 대리 결정에 관한 입법을 하기 시작하였다. 2001년까지 3분의 2 이상의 주가 이러한 입법을 하였다. 다음은 일리노이주의 예다.

Illinois Health Care Surrogate Act

(Ill. Ann. Stat. ch 755, para. 40/1 et seq.)[120]

이 법이 적용되기 위해서는 환자가 말기 상태로서 영구적인 의식 상실과 불치 또는 불가역적인 상태여야 한다. 이러한 상태에 환자에게 유효한 생명에 관한 유언(living will)이나 치료에 관한 대리인(power of attorney for health care)이 없는 경우에 적용하며, 이 법에 의하여 결정된 사항은 법원의 심리를 거치지 않아도 적법한 것으로 본다.

성인의 경우 그 사람이 이러한 상황에 처했다면 하였을 것이라고 생각되는 결정에 대하여 생전에 그 사람의 개인적인 철학적, 종교적 도덕적 신념 등에 기초하여 선택한다. 이러한 노력에도 불구하고 환자의 선택을 추정하기 어려운 경우 또는 소아의 경우에는 환자의 최선의 이익을 보장하는 것에 기초하여 대리 결정권자가 선택한다.

최선의 이익은 치료를 시작하거나 계속하는 것에 대한 이익과 해악을

---

120 Menikoff J, Law and bioethics, Georgetown university press, Washington D.C. 2001:271-273.

비교하여야 하며, 이때 가족과 친지들의 의견을 참조해야 한다. 대리 결정권자는 환자가 직접 결정하였다면 선택하였을 결정을 해야 한다.

　의사는 환자를 위한 의사 결정을 할 방법(예컨대 법적인 권한이 있는 대리인의 존재)에 대하여 질문하고, 이것이 없다는 것을 확인해야 하며, 이 경우 다음의 순서에 기하여 대리인의 의사를 확인하고 치료 중단을 결정하는 것은 법원의 개입이 없더라도 적법한 것으로 본다.

　　① 환자의 후견인(guardian of the person)

　　② 환자의 배우자

　　③ 환자의 성인인 아들이나 딸

　　④ 환자의 부모 중 1인

　　⑤ 환자의 성인인 형제자매 중 1인

　　⑥ 환자의 성인인 손자(녀) 중 1인

　　⑦ 환자의 가까운 친구

　　⑧ 환자의 부동산에 관한 대리인

　우리나라의 경우 미국과 같은 법적인 절차가 미흡하기 때문에 의료 현장에서는 환자 가족들의 의견에 많은 비중을 두고 있다.[121] 신경과와 신경외과 전문의를 대상으로 한 1998년의 설문에 의하면 말기 환자에 대한 심폐소생술 거부의 경우 환자 보호자의 의사에 의한 심폐소생술의 거부를 인정하여야 한다는 응답이 45.8%인데 반하여, 퇴원

121　김장한, 이정빈, 이윤성, 전게논문, 35-42면.

의 경우는 환자 보호자의 의견을 존중하는 것이 73.7%에 달하고 있다. 이러한 차이는 심폐소생술 거부의 경우는 환자의 사망으로 연결되는 응급 상황인 데 반하여, 퇴원의 경우는 응급 상황이 아니라는 점에서 차이가 난 것 같다. 신생아의 경우 60%가 부모의 요구를 무조건 따라야 한다고 하였다. 그리고 40%가 성인의 경우와 동일하게 처리하였다.

설문 결과에 비추어 보면, 성인과 달리 신생아에 있어서 부모의 의사가 절대적이라는 점을 알 수 있다. 이러한 조사 결과는 치료 거부를 법적으로 규율하는 데 있어서 소위 의료 관행이라는 것이 어떻게 형성되는지를 잘 나타내주는 것이라고 본다.

병원의 결정에 의하는 경우

테리 시아보 사건에서 문제가 되었던 것은 텍사스주의 사전지시서법(Advance Directives Act, 1999)이며, 논쟁은 on Section 166.046, Sub-section (e)에 대한 것이었다.[122] 이 법에 의하면 병원은 문서로 일정한 절차를 거쳐 환자 가족 등에게 10일 전에 통지한 이후, 가족이나 후견인이 원치 않아도 연명치료를 중단할 수 있다. 따라야 할 절차는 다음

---

122 일명 Texas Futile Care Law로서 Chapter 166 of the Texas Health & Safety Code에 편입되어 있다.

과 같다.

① 환자 가족들에게 윤리상담 과정에 대한 병원 정책을 문서로 통지한다.

② 가족들에게 이 윤리상담 과정에 참여할 것을 48시간 전에 알려주어야 한다.

③ 윤리상담 과정은 가족들에게 윤리검토 과정에서 발견한 사항들을 가족들에게 문서로 알려주어야 한다.

④ 윤리상담 과정이 분쟁을 해결하지 못한 경우, 병원은 가족들과 협조하여 현재 치료 팀에서 거절하는 치료를 제공할 수 있는 다른 의사나 시설들을 알아보아야 한다.

⑤ 10일이 지나도 이러한 시설 등을 찾지 못할 경우 병원은 무의하다고 판단되는 치료를 일방적으로 중단할 수 있다.

⑥ 이러한 상황에 불만이 있는 경우 양쪽 당사자는 주 법원에 기간의 연장을 요청할 수 있는데, 법원은 환자를 받아줄 시설을 찾을 가능성이 있다고 판단되는 경우에만 기간을 연장할 수 있다.

⑦ 환자 가족들이 연장을 신청하지 않거나, 판사가 연장을 거부한 경우 무의미한 치료를 철회한 행위는 민사적, 형사적으로 면책된다.

이 법의 시행으로 수 건의 치료 중단이 있었는데, 그중에 환자가 치료를 더 받기를 원하는 상황에서 더 이상의 치료가 의학적으로 무의미하다는 병원윤리위원회의 결정을 통하여 치료 중단이 결정된 반자의적 안락사가 있다는 것이었다.

안드레아 클라크(Andrea Clark)는 성 루크(St. Luke's Episcopal) 병원에서 개심(open heart) 수술을 받은 후에 뇌출혈이 일어났고, 이로 인하여 인공호흡기에 의존하고 투석을 받아야 하는 상태가 되었다. 입원치료 중 2006년 4월 병원으로부터 10일 이내에 퇴원하라는 통보를 받았다. 비록 약물의 영향으로 의사소통에 장애가 있었지만 그녀는 주변을 인지할 수 있었고, 죽기를 원하지 않는다는 의사를 표현하였다. 이 문제에 대한 강한 반대 여론이 일어났고, 병원의 결정은 철회되었다. 그녀는 2006년 5월 8일 병원에서 사망하였고, 환자의 가족들은 이것을 자연사로 정의하였다.

9. 헴록 소사이어티,
호스피스 운동

헴록 소사이어티[123]

1980년 영국의 신문기자, 작가인 데렉 험프리(Derek Humphrey)는 아내 진이 말기 암으로 고통을 받자, 의도적인 약제 투여로 죽게 하였다. 이후 험프리는 미국에서 치명적인 질환에 시달리는 사람들이 고통 없이 죽을 수 있도록 도와주는 헴록 단체(The Hemlock Society)를 만들고, 그의 경험과 죽는 방법을 기술한 책자인 『Final Exit』를 썼다.

초판 서문에는 아내 진이 사망했을 당시 상황을 기술하고 있다. 말기 암과 고통을 견딜 수 없었던 아내에게서 '치사량의 약물을 복용할 수 있도록 도와줄 수 있는 의사를 찾아보세요'라는 부탁을 받게 된다. 저자는 몇 년 전에 의료 문제에 관한 기사를 작성하기 위해 만났던 의

---

123 데릭 험프리, 파이널 엑시트(Final Exit: The Practicalities of Self-Deliverance and Assisted Suicide for the Dying), 지상사, 2007년 초판 제1쇄, 원본 제3판에 대한 번역이다.

사인 조(Joe) 박사에게 연락하였고, 세월이 흘러서 저명인사가 된 조(Joe) 박사를 사무실에서 만났다. 저자는 조에게 갑작스럽게 움직이면 아내의 뼈가 부러진다는 이야기를 하였고, 조(Joe) 박사는 자신의 약품 캐비닛에서 몇 가지 약물을 꺼내서 섞어 주었다.

몇 주가 지난 뒤 아내가 마지막 상황이 되었다는 것을 알게 되었고, 아내는 약물을 복용하고 마지막 인사를 하였다. "잘 있어요, 여보. 사랑했어요!" 대략 50분 정도 지나서 사망하였다. 책 내용은 여러 가지 자살 방법에 대한 기술을 하고 있는데, 그 내용은 기존 자살 방법이 얼마나 비효율적이고 충격적인지, 왜 의사의 도움을 받아야 하는지, 고통 없이 사망하기 위해서 준비해야 할 것과 주변인들이 도와야 할 일들이 자세하게 기술되어 있다. 1991년까지 수백만 권이 팔린 베스트셀러가 되었다.

호스피스 운동

1960년대 말, 엘리자베스 퀴블러 로스(Elisabeth Kübler-Ross)와 시슬리 샌더스(Cicely Saunders)는 호스피스 운동을 시작하였다. 호스피스는 죽어가는 환자들에게 의사 조력사를 요구하는 것이 현대 호스피스 치료에 대한 인식이 부족하기 때문에 나타나는 일이라고 주장했다. 호스피스 병동에서는 죽어가는 환자들에게 마지막 수개월 동안 품위를 지키고 최대한 자기 조절이 가능하도록 도와준다. 완화치료 (palliative care)라는 용어를 만든 캐나다 의료인 발포어 마운트(Balfour Mount)는 캐나다 호스피스 운동의 개척자였다. 초기에는 병동에서 완화치료를 중심으로 시작되었지만, 이후 집에 돌아가서 환자가 있고 의료진이 방문하여 도와주는 재가 방문 형태로 발전된다.

우리나라에서 일명 '연명의료결정법'이라고 부르는 법의 실제 이름은 '호스피스·완화의료 및 임종 과정에 있는 환자의 연명의료결정에 관한 법률'이라고 하여 '호스피스·완화의료'에 관한 내용이 함께 규율되고 있다.

10. 곡기를
  끊는다는 것

  무병장수(無病長壽), 천수(天壽)를 누리다 편안하게 죽는다. 옛날부터 덕담으로 흔히 하는 말이다. 질문을 바꾸어보자. '오래 살고 싶으냐'라고 묻는다면, 모두 '그렇다'라고 대답할 것이다. 다시 '과연 100살이 넘도록 살고 싶으냐'라고 묻는다면, 얼마나 많은 사람이 그것을 희망할까? 곰곰이 생각해보면 누구나 오래 살고 싶어 하지만, 단순한 수명 연장은 싫을 것이다. 중요한 것은 삶의 의미인데, 일단 '남의 신세 지지 않고 행복을 느낄 수 있을 때까지 건강하게' 오래 사는 것이라는 조건이 쉽게 달릴 수 있을 것이다.

  안타깝지만, 100세에 건강하기는 정말 어려운 일이다. 대개는 신체적 쇠약, 질병으로 인하여 의료의 도움을 받을 가능성이 높다. 그리고 마지막 죽음의 순간에 의료의 개입은 현대 사회에서 필연적이다. 하지만 현재 상황에 대한 불만도 높다. 예컨대 요양병원이나 요양원에서는 말기 치매 환자, 파킨슨 환자 등을 진료하거나 간호하는 것이 억제대에 묶여 있는 환자에게 콧줄을 끼우고 강제 급식을 시행하는 것이라면, 환자의 생명을 연장하는 것이니까 윤리적이라고 할 수 있을까?

동서양을 막론하고 스스로 죽음을 찾아가는 과정, 마지막 단계에서 자연사에 근접한 모습으로 사망하는 방법으로 '스스로 곡기를 끊는 것'이 자주 언급된다. 불교와 유교의 문화권인 우리나라에서는 사실 친숙한 주제이기도 하다. 의료의 도움을 받고자 결정하는 순간부터, 곡기를 끊겠다는 자신의 의지는 법과 제도에 의하여 제약을 받게 된다. 이러한 논의들이 어떻게 진행되었는지 그 내용을 살펴볼 필요가 있다.

스콧 니어링(Scott Nearing, 1883-1983) 이야기[124]

스콧 니어링은 미국 펜실베니아주에서 태어나 비교적 부유한 집안에서 성장하였다. 펜실베니아 대학 법과대학에 입학하였다가 일 년 만에 그만두고 와튼 스쿨에서 경제학을 공부했다. 이후 펜실베니아 대학에서 경제학과 조교수가 되었다. 학교에서는 독점(monopoly) 게임과 비슷한 지주 게임(The landlord's game)을 강의에 활용하여 이름이 꽤

---

124 https://en.wikipedia.org/wiki/Scott_Nearing/ Loving and leaving the good life. 헬렌 니어링이 87세가 되던 1991년에 쓴 책. 남편 스콧 니어링과 53년에 걸친 삶과 사랑에 초점을 맞추고 있는 회고록. Living the Good Life(조화로운 삶: 류시화 옮김. 보리 출판사)은 스콧 니어링(Scott Nearing, 1883-1983)과 그의 아내 헬렌 니어링이 버몬트 숲속에서 산 스무 해의 기록.

알려졌다고 한다.

그는 어릴 적부터 미국 사회의 불평등에 관심을 가지고 있었고 대학에서 하층민의 분배, 평등, 자유에 대한 이야기를 적극적으로 하게 된다. 결국 이러한 생각들과 사회 강연으로 인하여 1915년, 보수적이었던 대학 당국으로부터 재계약을 하지 않겠다는 통보를 받게 된다. 이후 시립대학인 톨레도 대학(Toledo University)에서 2년간 조교수직을 가지기도 했지만, 세계 1차 대전에 대한 반전 운동으로 인하여 또 교수직을 잃게 된다.

1919년 사회주의 단체(The American Socialist Society)에서의 활동으로 인하여 스파이 혐의로 기소되었는데, 무죄 판결을 받았다. 이후 미국의 사회주의는 세력이 분화되어 공산주의 단체가 나타나게 되는데 스콧은 공산주의자가 되어 소련, 중국을 방문하며 그곳에서 생활하였고, 미국의 유명한 좌파 인사로서 1930년대까지 활발한 활동을 하였다. 이후 좌파 운동에 대한 사회적 관심 저하, 건강 문제, 아내와의 이혼이 있었다. 스콧은 마흔다섯 살에 스무 살 연하인 헬렌을 만나 재혼을 하면서, 버몬트와 메인주에서 농장을 개간하며 생활하게 된다. 이후의 이야기는 우리의 주제에 해당하는 삶의 방식, 즉 죽음에 관한 것이다.

스콧은 채식주의자가 되었고, 자급자족의 생활을 위하여 당시 2,200달러의 임야와 2,500달러 가치의 농장을 구입하였다. 생활의 3분의 1은 노동하고, 3분의 1은 독서하며, 나머지 3분의 1은 자신을 찾아오는 사람들과 대화하며 지냈다고 한다. 물론 이러한 여유로운 생활은 돌아가신 부모로부터 물려받은 백만 달러 이상의 유산이 큰 역할을 하였을 것이라는 이야기도 있다.

그가 추구한 것은 '간소하고 질서 있는 생활을 할 것, 미리 계획을 세울 것, 일관성을 유지할 것, 꼭 필요치 않은 일을 멀리할 것, 마음이 흐트러지지 않도록 할 것, 자연과 사람 사이의 가치 있는 만남을 이루어갈 것, 노동으로 생계를 꾸릴 것, 쓰고 강연하고 가르칠 것, 원초적이고 우주적인 힘에 대한 이해를 넓힐 것, 끊임없이 배우고 익혀 통일되고 원만하며 균형 잡힌 인격체를 완성할 것'이었다.

스콧 니어링은 90대 중반이 되던 해부터 신체적, 정신적으로 쇠약해지기 시작하였고 이후 정원을 가꾸는 일도 할 수 없을 정도가 되었다. 죽기 6주 전, 이웃들과의 저녁 식사를 하면서 자신이 죽기로 했다는 결심을 이야기했고, 100세 생일을 한 달 앞두고 음식을 끊었다. 헬렌은 동의하였다. 이것은 마치 동물이 죽기 전에 음식을 끊고 구석에 가서 죽음을 맞이하는 것과 같이 자연스러운 현상이라며 당근 등 과일 주스를 만들어주었다.

스콧은 죽기 일주일 전부터는 물만 마시겠다고 했다. 그는 점점 말라서 뼈와 가죽만 남은 모습이 되었다. 마치 간디와 같은 모습이었다. 1983년 8월 24일 아침, 그는 이제 마지막이 왔다는 것을 알았다. 병원도 의사도 없었고, 헬렌이 옆에서 말했다. "좋아요. 스콧, 몸이 가도록 두어요. 당신은 좋은 삶을 살았어요. 이제 이렇게 마치는 겁니다. 빛을 향해서 나아가세요." 스콧은 "좋아!" 하며 숨을 길게 내쉬고 나서 천천히 숨이 느려졌고, 더 이상 쉬지 않았다. 헬렌은 마치 가을 나무에서 이파리가 떨어지는 것처럼, 그의 몸은 조용히 그렇게 그가 왔던 곳으로 갔다는 것을 느낄 수 있었다.[125]

병원에서 곡기 끊기는 가능할까?
엘리자베스 부비아(Elizabeth Bouvia) 사례

엘리자베스 부비아(Elizabeth Bouvia)는 뇌성마비 장애로 인하여 전신이 거의 마비된 상태였다. 다리는 거의 움직이지 못했고, 오른팔은 전기 휠체어를 작동하거나 담배를 쥘 수 있을 정도였고, 씹고 삼키거나 입을 쭉 내밀 수 있을 정도의 움직임만 가능했다. 5살 때 부모가 이혼하였고, 10살까지 어머니와 생활하다가 고아원으로 보내졌다.

18살이 되던 해에 주정부에서 주는 보조금이 나오자 독립 생활을 하게 되었는데, 샌디에고 주립대학교를 졸업하고 대학원 석사 과정 입학까지 할 정도로 의욕적으로 살았다. 하지만 이후 정규직을 가지는 데 실패하였고, 결혼하였으나 수입은 둘이 생활하기도 빠듯했다. 임신을 하였지만 몇 달 만에 유산하였고, 뇌성마비 후유증으로 심한 퇴행성 관절염이 와서 심한 통증으로 고통을 받고 있었다. 25세가 되는 1983년 8월, 어느 날 우울증에 빠진 엘리자베스 부비아는 휠체어를 타

---

125 https://www.context.org/iclib/ic26/nearing/ At The End Of A Good Life. Scott Nearing's dignified death, like his life, sets an inspiring example for all of us. By Helen Nearing.

고 리버사이드 종합병원의 응급실을 찾아가 죽고 싶다고 하소연한다 (빈곤했기 때문에 주정부의 의료보호인 메디케이드 혜택은 받을 수 있었다).

그녀의 요구 사항은 '음식은 먹지 않겠지만, 진통제 처방은 해달라'라는 것이었다. 병원에서는 '음식을 먹지 않으면 진통제를 줄 수 없다. 퇴원을 하든지, 음식을 먹든지 선택하라. 만약 퇴원하지 않겠다면 강제 급식을 하겠다'라고 했다.

부비아는 입원한 상태에서 병원의 강제 급식을 금지해달라는 청구를 법원에 하였고, 이 소송은 전국적인 관심을 끌게 된다. 병원 밖에는 전국에서 몰려온 각종 단체들이 다양한 피켓팅을 하였는데, 장애인 단체는 예상과 다르게 강제 급식을 하여야 한다고 주장했다(다른 장애인이 유사한 방식으로 죽는 것을 막기 위해서). 1983년 12월 법원은 병원에서 죽도록 내버려둘 수는 없다는 논리로 강제 급식을 허락하는 판결을 내렸다. 강제 급식은 비위관(nasogastric tube)을 통하여 이루어졌고, 부비아는 비위관을 물어뜯는 등 격렬한 반항을 하였다. 최종적으로 항소법원도 강제 급식을 해야 한다고 했기 때문에, 부비아는 1984년 4월 병원을 떠나야만 했다.

연명의료결정법과 강제 급식에 대하여

단식은 흔히 정치적 저항의 상징으로 이용되었다. 상징적인 단식 사건으로 1차 세계대전 전, 영국에서는 여성 참정권 투쟁이 일어났다. 그 결과로 수백 명의 투쟁가들이 투옥되었고, 일부는 옥중 단식투쟁을 하였다. 당시 자유당 정부는 단식투쟁을 하는 자들에게 강제 급식을 하였고, 이러한 상황은 격렬한 논쟁으로 이어졌다. 'suffragette'는 참정권을 뜻하는 단어에 여성형 접미사 '-tte'가 붙어서 만들어진 말인데, 20세기 초 영국에서 참정권 운동을 벌인 여성들을 지칭하는 용어가 되었다. 서프러제트에게 시행한 강제 급식에 대한 생생한 이야기와 논쟁들은 정치적 투쟁의 도구가 되었다.

강제 급식 논쟁의 한 축이었던 의료인들도 첨예한 대립을 하였다. 현대적 의료윤리가 등장하고 발전하는 과정에서 중요한 내용을 제공하였다. 이러한 단식 사건은 한 번으로 끝나지 않았고, 일반적인 정치적 저항의 전략이 되었다.

2013년에 나온 기사에 보면, 쿠바에 위치한 관타나모 미국 해군기지 내 수용소에 갇힌 9·11 테러 용의자들이 집단 단식을 시작하였고, 그 기간이 6개월을 넘어선 가운데 단식 참여자들에 대한 당국의 '강제 급식' 조치가 고문 논란으로 번지고 있다고 하였다. 수용소 관리는 수감자들의 단식이 장기화하면서 건강 악화로 숨지는 것을 막기 위해 코에 튜브를 삽입해 하루 두 번 강제 급식을 하고 있다. 이에 대하여 수감자들은 강제 급식이 이뤄지는 과정이 너무도 고통스럽고, 비인간적이라 '고문'이나 다름없다며 반발하고 있다는 내용이다. '강제 급식은 고문' vs '생명을 지키기 위한 조치'라는 두 주장이 팽팽하게 대치하고 있다.

다른 측면에서 수용소는 강제 급식에 사용하는 삽입관이 콧속이나 목구멍을 지날 때 불쾌한 느낌은 있지만 고통스럽지는 않다는 반응을 내놓고 있다. 수감자가 음식을 먹지 않으면 절차에 따라 튜브를 통해 신속히 장(腸)에 음식을 주입하는 방법을 사용하고 있다는 것이다. 이러한 절차는 의사에 의하여 진행되는데, 급식튜브가 잘못 위치해서 폐 기관지로 향하게 되면 주입되는 음식물에 의해서 숨이 막히거나, 음식물에 의해서 폐가 망가지는 흡인성 폐렴이 발생하여 생명이 위험해질 수 있다. 물론 이와 같은 강제 급식은 미국 내 연방 교도소에서도 실시하는 것이다.

한국 상황에 대한 이해

다음은 2023년도 의사 국가 시험 문제다.

82세 남자가 항암 치료 후 생긴 폐렴과 저산소증으로 기관지내 삽관이 필요한 상황이다. 2년 전 폐암 4기 진단을 받은 환자는 1개월 전에 연명의료를 거절하겠다는 연명의료계획서를 작성하였다. 주치의는 환자에게 빠른 호흡과 저산소증으로 중환자실 치료가 필요하다고 권고를 하는 상황이다. 환자는 더 이상의 적극적 치료를 거부하고 산소 흡입만 하겠다고 한다. 조치는?

정답은 '환자 의견대로 산소 흡입만 유지하기'다. 이러한 결론이 나오는 것은 환자의 생명을 살리기 위한 조치를 하기 위해서도 환자의 동의를 우선 얻어야 한다는 자율성 존중 원칙을 우선하였기 때문이다. 이러한 결론은 현재 의료계에서 일반적으로 존중되는 것이다.

그렇다면 환자가 거부하는 의료행위를 할 수는 없는 것일까? 한 가지 방법은, 환자가 자기결정권을 행사할 정도의 정신 능력이 없다는 것을 증명하는 것이다. 대표적인 것이 환자가 미성년자인 경우다. 이 경우에는 물론 환자 보호자로서 부모가 대신 결정권을 행사하게 될 것이다. 만약 환자가 의식을 잃은 상태라면 구체적인 상황에 대한 인지가 안 되고 의사 표현이 안 되기 때문에 의사가 대신 결정하게 될 것이다. 물론 이 경우에 의료진의 결정은 환자의 최선 이익(best interest)을 위하는 결정이 되어야 할 것이다. 앞에서 언급한 의사 국시 문제에서 82세 노인이 사전에 물과 음식을 더 이상 섭취하지 않겠다는 의사표시를 하더라도, 환자가 의식을 잃게 되면 사정이 달라진다.

현행 연명의료결정법에 의하면, 환자가 사전에 연명의료중단 의사를 표시하더라도 임종기가 아닌 말기 환자라면 물과 영양공급을 의료인이 중단할 수는 없다. 우리나라 현실은 의식이 온전하면 병원에서 환자의 의사를 존중해주어야 하지만, 의식을 잃는 즉시 그 치료 거부 의사는 (임종기에 도달하기 전에는) 무시하도록 되어 있다. 그러므로 의료진은 법에 따라 강제로 연명의료를 진행해야 한다.

글을 처음부터 읽다 보면 뭔가 이상하다는 느낌을 받게 된다. 환자의 의사를 무시하는 입법에도 의문이 들고, 강제 급식과 같은 음식물 주입을 연명의료의 한 부분으로 강제하는 것도 그렇다. 동물한테도 해서는 안 된다는 비판이 있는데, 하물며 인간에게 어떻게 이럴 수가 있는지?

곡기를 끊는 것과 탈수의 문제

고형물 음식을 끊는 것과 물과 같은 음료를 거부하는 것은 구분할 필요가 있다. 곡기를 끊고 스스로 죽음의 길로 들어가는 의지가 강한 사람들도 물은 섭취를 하는 것에 주목할 필요가 있다. 우선 단식을 하는 과정에서 음료를 마시지 않게 되면 급속하게 체력이 떨어지게 된다. 니어링이 곡기를 끊은 이후 6주간 버틸 수 있었던 것은 음료 섭취를 유지하였기 때문이다. 음료를 섭취하지 않는다면 일반적으로 노인은 젊은이들에 비하여 피부가 건조해지고 체중이 적게 나가는 것을 볼 수 있다. 노화로 인한 정상적인 변화인데, 이미 체내 수분 비율이 낮고 당뇨와 같이 노화와 관련된 질병을 가지는 경우가 많아서 쉽게 탈수된다. 탈수되었다는 것을 스스로 의식하기는 쉽지 않다. 피부가 건조해지면서 입안과 혀가 꺼끌거린다는 느낌을 받는다. 안구가 수축되어 움푹 들어가는 모습이 된다. 소변이 잘 나오지 않고 색깔이 진해진다.

일반적으로 단식을 할 경우에 수분 섭취는 권장하는 것으로 되어 있다. 음료를 마시지 않는다면 단식 시작 이후 수 일 만에 의식을 잃고 위험한 상태에 빠질 수 있기 때문이다. 하지만 의식을 잃은 상태의 말기 또는 임종기 환자에게 강제로 수분 공급을 해야 하는가 하는 문제는 사망의 단계에 일부 진입하였다는 측면에서 자발적 단식과는 다른 측면이 있다.

의식을 잃은 상태에서 연명치료 중단을 하는 경우에 환자가 탈수가 되는데 이것을 어떻게 평가하여야 하는지에 대해 정반대의 입장이 대립하고 있다. 탈수는 죽음에 이르는 자연스러운 과정이라고 보는 입장에서는 수분 공급을 줄이거나 하지 말아야 한다고 주장한다. 그 반대 입장은 탈수로 인하여 불필요한 고통을 받을 수 있다는 입장이다. 곡기를 끊는다는 것이 가능하다고 하더라도, 물을 주지 않는 것은 타당하지 않다는 입장이다.

연명치료 중단 상태에서 수분 공급을 받지 않은 환자(의식이 없는)에 대한 뇌 기능 검사를 시행한 결과에서 보면, 평상시 활성화되지 않았던 뇌 일정 부위가 활성화된다는 보고가 있는데 이것을 해석하는 입장 역시 고통을 느끼기 때문에 나타난 뇌 기능 변화라는 주장과 그와는 상관없는 일반적인 변화라는 주장이 대립하고 있다.

11. 개별 국가의 사례 및
입법 내용들[126]

개별 국가들의 사례나 입법 동향은 크게 세 가지 유형으로 구분할
수 있을 것 같다.

첫째는 안락사 등 연명치료 중단에 대하여 반대 입장을 가진 나라
들이다. 전통적인 가톨릭계 국가들로서 스페인, 이탈리아와 브라질이
바티칸의 입장을 따르고 있다. 하지만 개별 사례에서 법원에서 연명치
료 중단을 허용하는 판결이 나타나면서 법체계와 해석에 혼란이 나타
나고 있다.

이탈리아에서는 1992년 교통사고를 당해 지속적 식물 상태가 된 엘
루아나 엔글라로(Eluana Englaro, 1970-2009)의 아버지가 법원에 영양공
급튜브(급식관) 제거 청구 소송을 냈다. 1999년 청구 기각 판결을 받은
이후, 10년간 상소를 거듭한 끝에 2008년 영양공급튜브 제거 판결을
받았다. 심리 과정에서 증언을 통하여 엔글라로는 자신의 사고 발생 1

---

126 김장한, 연명치료 중지에 관한 외국의 입법례, 대한의사협회지. 2009. 52(9): 856-864면.

년 전에 친구가 오토바이 교통사고를 당하여 무의식 상태로 병원에 입원한 것을 보고 심한 충격을 받아 친구가 더 이상 고통받지 않고 평화롭게 죽을 수 있도록 기도를 한 바 있고, 이후에 자신이 이러한 일을 당하게 되면 평화롭게 죽을 수 있도록 도와달라고 아버지하고도 의논한 적이 있다는 사실이 인정되었다. 판결 이후 엔글라로는 2009년 사설 간호시설로 옮겨져서 급식을 끊게 되는데, 동월 6일 실비오 베를루스코니(Berlusconi) 총리가 로마 교황청과 긴급 협의를 한 뒤 강제 급식을 명하는 총리령을 발표했다. 이에 대하여 조르지오 나폴리타노(Napolitano) 이탈리아 대통령은 총리령이 법원의 판결을 거스르는 것이라며 서명을 거부했고, 이탈리아는 헌법적 위기에 빠지게 된다. 이러는 도중에 동월 9일 엔글라로는 사망한다.

그 외 주목할 사건으로는 2006년 근육위축증을 앓고 있으며 의식이 명료하고 정신 능력이 완전한 웰비(Piergiorgio Welby)가 법원에 인공호흡기 제거를 청구하였지만, 법원은 이를 규율할 수 있는 특정 법률이 없다는 것을 이유로 청구를 거절한 사건이 있었다. 2006년 12월, 마취과 의사 마리오 리코(Mario Riccio)가 인공호흡기 제거와 진정(sedation)을 시행하였고, 환자는 원하는 사망을 할 수 있게 되었다. 인공호흡기를 제거한 의사에 대한 형사적 처벌은 현재 이루어지지 않았다.[127]

스페인에서는 1943년생인 선원 라몬 삼페드로(Ramon Sampedro)가 25세에 다이빙 도중 목을 다쳐 사지마비가 된다. 이후 26년이 지나 법원에 자살을 도와주는 것을 허용해달라는 청구를 한다. 라몬은 사지

---

127 http://en.wikipedia.org/wiki/Piergiorgio_Welby/ Accessed at July 26th, 2009.

마비이기 때문에 자신의 힘으로는 죽을 수조차 없었기 때문이다. 이 청구는 기각된다. 1998년, 1월 12일 라몬은 시안화칼륨(potassium cyanide: 청산가리) 중독으로 사망하게 된다. 며칠 후 그의 친구였던 보아르(Boiro)가 자살관여죄로 체포되지만, 결국 증거 불충분으로 풀려나게 된다.[128]

이후 2002년 제정된 스페인 법률에 의하면 환자의 사전지시서를 인정하지만, 동시에 그 지시는 '비례하지 않고 일상적이지 않은 치료(disproportionate and extraordinary treatment)'를 거부하는 것이어야 하고, 또한 '적극적 안락사(active euthanasia)'를 요구하는 것이라면 그 사전지시는 거부된다고 한다. 이 법률은 가톨릭 입장을 견지한 것으로 평가된다.

둘째는 비교적 넓은 범위에서 의사 조력 자살 등이 인정되는 나라들로서, 법원 판결을 통하여 개별 사건에서 인정되었던 것이 입법을 통하여 제도화하면서 사례 분석이나 보고서 등을 통해 보고되고 있는 나라들이다.

네덜란드는 1971년 뇌출혈로 인하여 신체 일부분이 마비되고 청력을 상실한 채 심한 언어 장애를 가진 어머니를 조력 자살하도록 도와준 의사 게르트루이다 포스트마(Geertruida Postma) 사건에서 집행유예 판결을 내린 이후 비범죄화의 길을 걸었다. 이후 네덜란드 의사협회와 검찰이 일정한 요건을 지킨 경우에는 기소하지 않겠다는 합의가

---

128 http://en.wikipedia.org/wiki/Ram%C3%B3n_Sampedro/ Accessed at July 26th, 2009. 이 내용은 'The Sea Inside/Mar Adentro, 2004'라는 작품에 잘 그려져 있다.

있었고, 1994년 최고법원 판결에서 그 지침이 정리되면서 30년간 입법이 되지 않은 상태로 의사 조력사가 시행되었다. 2001년 4월 안락사법이 정식으로 입법되어 2002년 발효되었다.

벨기에는 2002년 5월 16일 하원이 해당 법안을 승인하였다. 다만, 벨기에는 네덜란드와 달리 미성년자의 안락사는 허용하지 않고 있다. 룩셈부르크 의회는 2008년 2월 안락사 허용 법안을 승인했지만 정부가 이 법안의 일부 수정을 요청, 의회에서 재심의를 거쳐 2009년 입법하면서 유럽에서 3번째 개별법을 가진 나라가 되었다. 환자의 자발적 요구로 의사가 안락사를 시행하거나 의사 조력 자살을 하는 것이 적법하며, 환자가 육체적 통증 또는 심리적 고통을 이유로 요구를 할 수 있고, 반드시 말기 질병에 국한할 필요는 없다.

스위스는 스위스 형법 제115조에 의하면 '자살하는 자가 정신적으로 온전한 경우에, 사적인 이익이 없이 자살을 도와주는 것'은 적법한 행위다. 자살자에 대한 의학적 조건이 없기 때문에, 말기 환자가 아닌 자에 대한 자살 조력도 법적으로는 가능하며 대부분의 자살 조력은 민간이 조직한 단체에 의하여 이루어진다. 다만 약물을 복용할 때 도움을 주거나 복용시키는 것은 자살 조력을 벗어나는 행위이므로 법적으로 금지되어 있다. 이들 민간 단체들은 자살을 도와주기 전에 자살을 원하는 사람이 정신적으로 안정된 상태에서 숙고하였는지를 평가하는데, 불치의 병, 고통을 참을 수 없거나 비합리적인 장애가 있다고 판단하면 자살을 도와준다. 의사가 환자의 이성적 능력을 확인하고 의학적 상태를 검토한 뒤 처방이 이루어진다. 펜토바비탈(sodium pentobarbital)을 치사량 섭취하는 방식으로 이루어지는 모든 조력 자살은 사망 이후에 이상 사망례(extraordinary deaths)로 분류되며, 조사 기관에 의하여 검시되어야 한다. 유럽의 경우 법원에 의하여 연명치료 중단이 인정된 사례가 있고 개별 입법도 만들어져 있지만, 그 적용 요건에 모호성이 존재하기 때문에 불치병을 앓고 있는 많은 유럽인들이 조력 자살이 허용되는 스위스로 죽음의 여행을 떠나고 있는 것이다.

미국의 경우 오레곤주는 1994년부터 '존엄사법(Death With Dignity Act)'으로, 워싱턴주는 2008년부터 '자연사법(Natural Death Act)'으로 시행하고 있다. 6개월 미만의 시한부 인생을 살아가는 말기 환자들에 대해 2명의 의사들이 그 상황을 인정한 이후에 자살을 할 수 있는 약물을 처방할 수 있도록 하는 법이 시행되고 있다.

셋째는 지속적 식물 상태 환자 등에 대한 인공호흡기 제거 및 급식관 제거와 같은 연명치료 중단을 인정하는 나라들이다.

미국은 뉴저지주 카렌 사건(1975)에서 인공호흡기 제거, 미주리주 낸시 크루잔 사건(1983)에서 급식관 제거 이후 약 40여 개 주에서 연명치료 중단에 관한 사전지시서를 입법화하고 있다.

영국에서는 수년간 지속적 식물 상태로 지내왔던 토니 브랜드(Tony Bland)의 부모와 주치의가 인공급식을 끊어달라는 청구를 하였고, 1993년 최고법원(The House of Lords)은 환자의 추정적 승낙은 문제되지 않으며, 이러한 사례에서 영양공급의 중단은 법적으로 요구된다고 판시하였다. 이후 1999년 6월 영국의사협회에서는 인공급식 제거를 포함한 연명치료 중단에 대한 지침을 만들었다. 이 지침에 대한 찬반 의견이 있었고, 연명치료 중단 법률은 만들지 못하였다. 영국에서 소생 가망이 없는 환자들은 '공격적인 치료'를 거부할 수 있고, 자신의 생명이 위태로워지거나 자기 의사를 말할 수 없게 되는 상황을 대비해 치료 거부 의사를 밝히는 '사망 유언'을 선택할 수 있다. 2018년 최고법원은 이러한 요건이 충족될 경우에, 지속적 식물 상태 환자 가족들과 의료진의 합의만으로 연명의료중단이 가능하다고 하여, 기존에 요구하였던 법원 허용 청구가 필요 없다는 입장을 취하였다.

독일에는 안락사에 관한 별도의 법률은 없으나 연명치료 중단 관련 사건에 대한 판결을 통하여 상당히 허용되어 있다. 1993년 3월 '켐프테너' 사건이 연명치료 중단에 관한 선판례가 되었다.[129] 1990년 9월 심장마비 이후 2년 반 동안 지속적 식물 상태(Apallisches Syndrome)에 있던 72세의 환자는 1992년 말부터 위루를 통한 음식물 공급으로 생존하고 있었다. 환자 가족과 주치의는 치료 중단에 합의하였는데, 간호사가 이 사실을 후견법원에 알림으로써 치료는 계속되었다. 환자의 아들이 후견법원에 치료 중단을 청구하였으나 거부되었고, 환자는 1993년 12월 사망하였다. 이후 지방법원(켐프틴 주법원, LG Kempten)은 의사와 아들에게 살인미수죄를 적용해 벌금형을 선고했으나, 연방법원[130]은 항소심에서 이를 기각하고 지방법원으로 되돌려 보냈다.

프랑스는 2000년 교통사고를 당해 전신마비 상태이던 '뱅상 욍베르'

---

129 이석배, 독일 켐프테너 판결에 대한 비판적 검토, 2008년 3월 15일 대한의료법학회 월례학술발표회 자료.

130 BGH 1994.9.13. 1 StR 357/94.

사건이 계기가 되었다. 2002년 당시 24세이던 뱅베르는 의식은 남아 있었으나 전신마비 상태가 호전되지 않자 자크 시라크 전 대통령에게 편지를 보내 죽을 권리를 달라고 간청하였지만 거절되었다. 그의 어머니는 3년 뒤 의사의 도움을 받아 아들에게 다량의 신경안정제를 주사해 아들을 안락사시켰다. 이 사건 이후 2004년, 2005년 소생 가망이 없는 말기 환자가 생명 연장 치료를 거부하고 죽음을 선택할 수 있도록 허용하는 내용으로 존엄하게 죽을 권리를 인정한 '인생의 마지막에 대한 법'이 프랑스 하원과 상원을 차례로 통과했다. 이 법안은 의학적인 치료가 더 이상 소용이 없고 인공적인 생명 연장 이외의 다른 효과가 없다고 판단될 경우, 말기 환자가 존엄하게 삶을 마감할 수 있는 권리를 법적으로 인정한 것이다. 의료진은 환자의 요구가 죽음을 초래할 수 있더라도 그 요청을 존중해야 하며, 의식이 없는 환자의 경우 그 가족의 요청을 존중해야 한다.

하지만 적극적 안락사에 대해서는 소극적인 입장이다. 2008년 3월 전직 교사인 샹탈 세비르(52, 여) 씨는 당시 비강 부위에 생긴 악성종양이 커져 얼굴이 흉하게 일그러지자 '더 이상 고통을 원하지 않는다'라면서 디종 지방법원에 안락사를 허용해달라고 소송을 내었다. 안락사를 허용해달라는 요청이 법원에서 기각된 지 이틀 만에 집에서 숨진 채 발견되었다. 이 법원 판결에 의하여 위 2005년 법률 개정에서도 이러한 행위가 인정되지 않는다는 것이 확인되었다.

일본에서 적극적 안락사 요건을 열거한 것은 1962년 나고야고등법원(名古屋高裁判決) 판결이 최초다. 뇌출혈로 쓰러진 아버지가 전신불수가 되어 대소변을 받아낼 정도에 이르렀고, 전신의 통증이 극심한 환자가 아들에게 자신의 고통을 덜어달라고 부탁하였다. 아들이 유기인 살충제인 농약을 넣은 우유를 마시게 하여 죽게 하였다. 이에 대하여 법원은 행위의 주체가 의사가 아니며, 농약을 사용한 것은 윤리적으로 타당하지 않은 방법이라고 하여 피고인에게 촉탁살인죄를 인정하여 징역 1년, 집행유예 2년을 선고하였다.

판결문에 안락사를 허용하기 위한 요건을 최초로 설시하였는데, ① 환자가 현대 의학의 지식과 기술로 보아 불치의 질병으로 죽음에 임박하여야 하며, ② 환자의 고통이 극심하여 누구도 참으로 이를 보고 견딜 수 없을 정도이며, ③ 오로지 이를 제거 또는 완화하기 위한 목적으로 시행되어야 하며, ④ 환자의 의식이 명료하여 의사를 표명할 수 있을 경우에는 본인의 진지한 촉탁 또는 승낙이 있어야 하며, ⑤ 원칙적으로 의사에 의하여 시행되어야 하고, ⑥ 그 방법이 윤리적으로 타당하여야 한다. 특이한 점으로 판결에 의하면 정신적인 고통은 이에 해당하지 않는 것으로 보고 있다. 이 사건에서는 안락사를 시행한 자가 의사가 아니며, 농약을 사용한 것이 방법으로 윤리적이지 않다고 보았다.

의사가 안락사를 시행한 도카이(東海) 대학병원 사건이 있는데, 1991년 도카이 대학 부속병원에 근무하는 피고인 의사는 다발성골수종으로 입원한 환자의 여명이 수일 정도 남았을 때, 처와 자식으로부터 '해줄 만큼의 것은 해주었기 때문에 편안하게 해주기를 바란다'라는 의뢰를 받고 순차적으로 정맥 주사, 소변줄, 호흡관을 제거하고 호흡억제 작용이 있는 약제를 2배가량 증량하여 투여하고, 이후 다시 한번 자식의 요청을 받고 염화칼륨(Kcl)을 주사하여 심정지로 사망하게 하였다.

법원은 살인죄를 인정하여 징역 2년, 집행유예 2년을 선고하였다.[131] 판결에서 안락사 허용요건으로 ① 환자에게 참을 수 없는 심한 육체적 고통이 존재할 것, ② 환자에게 죽음을 피할 수 없고 또한 사기가 다가오고 있을 것, ③ 고통의 제거, 완화를 위하여 용인되는 의료상의 수단이 다해 다른 대체 수단이 없을 것, ④ 환자의 의사표시가 있을 것이라는 네 가지 요건을 들었다. 이 판결에서는 환자가 혼수상태라서 의사표시를 할 수 없었기 때문에 의사의 안락사 시행이 적법하지 않다고 하였다.

---

131 橫浜地判 平成 7年 3月 28日 判時 1530號, 28하.

[참고 문헌]

김장한, 이윤성, 의료와 법(2007), 이퍼블릭.

김장한, 이재담, 의료윤리(2007), 지코사이언스.

서울대학교 기술과 법 센터, 과학기술과 법(2007), 박영사:413-460면.

이상돈, 미국 오레곤주의 [존엄사에 관한 법률](1994), 의료형법(1998), 법문사: 217-222면.

데렉 험프리/김종연, 김설아 옮김, 마지막 비상구(2007), 지상사(제1쇄).

American Medical Association Council on Scientific Affairs and Council on Ethical and Judicial Affairs(1990). Persistent vegetative state and the decision ti withdraw or withhold life support. J Am Med Asso. 263:426-30.

ANA Committee on Ethical Affair. Persistent vegetative state: Report of the American Neurological Association Committee on Ethical Affairs(1993). Ann Neurol 33:386-90.

Causey v. Francis Medical Center. Court of Appeal of Lousiania 719 So. 2d 1072(La Ct. App. 1998).

Chapter 166 of the Texas Health & Safety Code.

Cruzan v. Director, Missouri Department of Health, 497 U.S. 261 (1990) Suprem Ct of U.S.

Gilgunn v. Massachusetts General Hospital, SUCV92-4820 (Mass Suprem Ct, Suffolk Co, April 21, 1995).

IN RE Baby K. United State Court of Appeals for the Fourt Circuit, 16 F.3d 590 (4th Cir.1994).

In re Quinlan, 70 N.J. 10, 335A. 2d 647 Suprem Ct of N.J. 1976.

IN RE Wanglie. Minnesota District Court, Probate Court Division, No.PX-91-83,July 1, 1991.

Jennette B, Plum F. Persistent Vegetative State after brain damage : A syndrome in search of a name(1972). Lancet 1:734-7.

Lundberg GD. American health care system management objectives. The aura of inevitability becomes incarnate [Editorial](1993). JAMA 269:2554-5.

Medical Futility in end-of-life care:report of the Council onEtical and Judicial Affairs(1999). JAMA 281:937-41.

Menikoff J, Law and bioethics, Georgetown university press, Washington D.C.(2001), pp 271-273.

Schneiderman LJ, Jecker NS, Jonsen AR. Medical futility: its meaning and ethical implications(1990). Ann Intern Med. 112:949-54.

The Multi-Society Task Force Report on PVS. Medical aspect of the persistent vegetative state (first of two part)(1994). N Engl J Med 330:(21):1499-1508. / (second of two part)(1994). N Engl J Med 330:(22):1572-79.

Troug RD, Brett As, Frader J. The problem with futility(1992). N Engl J Med 326:1560-4.

Troug RD, End-of-life decision-making in the United States(2008), European Journal of Anaesthesiology 25 (suppl 42):43-50.

Youngner SJ. Who defines futility?(1998) JAMA 260:2094-5.

12. 어떻게 죽을 것인가?
(1) 연명의료결정법의 제정 계기들[132]

현대를 살아가는 우리들은 생의 마지막을 대부분 병원 중환자실에서 맞이하게 된다. 일반인은 그것을 자연스러운 사망의 과정으로 볼 수도 있지만, 의사로서는 질병으로 인하여 병사라고 보게 된다. 예컨대, 나이가 90이 넘은 분이 열이 나고 몸이 부어서 의식이 저하된 상태로 병원을 찾게 된다면 일반인들은 노인이 이제 돌아가실 수 있겠구나 짐작을 하지만, 의사는 방사선 촬영을 하고 혈액 검사를 하면서 폐부종으로 폐렴이 왔고 신장 기능이 저하되었기 때문에 투석을 해야겠다고 생각한다. 이렇게 전통적인 의료는 생명을 존중하는 것을 최선의 가치로 생각하였다. 그래서 살아날 수 있는 확률이 조금이라도 있다면, 최선을 다해서 환자를 치료하는 것이 의사로서 가져야 할 가장 중요한 가치라고 교육받게 된다.

하지만 현대 의료의 발달은 이 문제를 완전히 바꾸는 계기가 되었는

---

132 2020년 오피니언뉴스(http://www.opinionnews.co.kr)에 기고한 글.

데, 기존 의료가 질병을 치료하고 생명을 연장하는 것에 가치를 두었다면 말기 환자와 연명치료 의료의 발달은 환자를 먼저 평가하고 질병을 치료할지 결정하라고 요구하고 있다. 만약 치료 결정 이전에 환자 의사를 확인하지 않았거나 의학적 상태에 대한 평가가 잘못되었다면, 의사는 생명 연장이라는 기존의 가치를 충실하게 수행하였음에도 본인의 의도와 관계없이 의료집착적 행위를 했다는 비난을 받게 되는 것이다.

우리 사회와 의료계에 이 문제가 큰 반향을 일으킨 계기가 된 두 개의 대법원 판결을 살펴보겠다.

첫째 사건은 1997년 겨울에 발생한 소위 '보라매 병원' 사건이다. 사건의 개요는 다음과 같다(대법원 2002도995 판결).

1997년 12월 4일, 보라매 병원 응급실로 58세의 남자가 넘어지면서 발생한 뇌출혈로 인하여 의식을 잃고 119 구급차에 실려 왔다. 의료진은 응급 수술을 하였다. 수술 중에 다량의 수혈이 있었지만 무사히 수술을 마쳤고 환자는 중환자실로 이송되었다. 환자에게 여러 합병증이 발생하였고, 의식도 회복되지 않아서 회복 가능성은 장담하기 어려운 상황이었다. 다음 날 오후 환자 부인이 경제적 이유로 더 이상 치료를 할 수 없다며 퇴원을 요구했다. 응급실로 데려올 때는 부인이 아닌 다른 사람이 데려왔고 긴급한 상황이라 부인의 동의 없이 수술이 진행된 것이었다.

담당 의사는 환자의 상태가 위중하다고 하여 퇴원을 만류했다. 그러나 부인은 막무가내로 퇴원을 요구했다. 담당 의사는 현재 환자의 상황(퇴원 시 사망 가능성)을 환자 부인에게 주지시킨 다음 귀가서약서(환자 또는 환자 가족이 의료진의 의사에 반하여 퇴원할 경우 이후의 사태에 대해서는 환자 또는 가족이 책임지겠다는 내용)에 서명을 받도록 지시했다.

전공의는 이 지시에 따라 12월 6일 환자 보호자로부터 서명을 받았고, 당일 오후 2시 병원 구급차로 환자를 퇴원시켰다. 당시 환자는 간이형 인공호흡기를 이용하여 호흡을 보조하고 있었으나, 집에 도착하여 환자 가족의 요청에 의하여 이를 제거하였고, 이후 얼마 되지 않아 사망하였다.

이 사건에서 법원은 부인에 대하여 살인죄의 정범을 인정했고, 담당 의사에 대하여 살인죄의 방조범을 인정했다. 법원은 치료를 계속했더라면 환자가 살 수 있었다고 판단한 것이다.

의사가 환자 퇴원과 관련하여 살인죄로 처벌받게 된 초유의 사태를 맞이하여 의사들은 검찰의 기소과 법원의 판결을 매우 비판하였다. 하지만 의료계도 이 사건 이후 연명치료 중지 문제를 고민하였고, 윤리위원회가 대형 병원에 자발적으로 설치되기 시작하였다. 하지만 전반적인 기조는 연명치료를 중지하지 않으면 의사에게 문제가 발생하지 않는 것이라는 수동적인 태도가 주류를 이루었다. 하지만 이번에는 반대로 연명치료를 중지해달라는 소송을 당하게 된다.

이것이 2008년 발생한 소위 '김 할머니' 사건이다. 사건의 개요는 다음과 같다(대법원 2009다17417 판결).

김 할머니는 2008년 2월 18일 폐암 진단을 위하여 세브란스 병원에 입원하였다. 폐암 조직검사를 받다가 기관지 과다출혈로 인한 기관지 폐쇄로 호흡 뇌 손상이 와서 식물 상태에 빠지게 된다. 가족들은 무의미한 연명치료를 중단하고 품위 있게 죽을 수 있도록 해달라고 병원 측에 요청했으나 병원 측은 의식을 회복하고 살아날 확률이 있다는 이유로 이를 거부했고, 환자 측은 이에 인공호흡기를 제거해달라는 소송을 제기했다.

2009년 5월 21일 대법원은 회복 불가능한 사망의 단계에 이른 후에 환자가 인간으로서의 존엄과 가치 및 행복추구권에 기초하여 자기결정권을 행사하는 것으로 인정되는 경우에는 특별한 사정이 없는 한 연명치료의 중단이 허용될 수 있다고 판결했다. 또한 환자가 회복 불가능한 사망 단계에 이르렀을 경우에 대비하여 미리 의료인에게 자신의 연명치료 거부 내지 중단에 관한 의사를 밝힌 경우에는 자기결정권을 행사한 것으로 인정할 수 있다고 보았다.

이에 따라 김 할머니는 인공호흡기를 제거하고 퇴원하였으나 자가호흡이 돌아오면서 생존하였고, 수개월 후 사망하였다.

두 사건을 거치면서 의료계는 환자에 대한 연명치료 중단을 결정하기 위해서는 우선 환자에 대한 평가를 올바르게 해야 한다는 인식을 하게 되었다. 2013년 국가생명윤리위원회는 입법을 권고하였고, 2015년 국회에서 여러 입장을 가진 법안이 제안되었다. 의료계에서도 사회적 논의에 적극적으로 참여하면서, 2016년 최종적으로 연명의료결정법이 제정, 시행되었다.

이제 모든 문제는 해결되었을까? 법률 시행 과정에서 여러 가지 우려가 제기되었다. 다음 편에서는 연명의료결정법의 내용과 문제점들을 살펴보겠다.

13. 어떻게 죽을 것인가?
(2) 연명의료결정을 위한 조건들

연명의료결정법에 의하여 삶의 종기를 결정하기 위해서는 두 가지 조건을 만족하여야 한다.

첫째는 연명의료 종료에 대한 본인의 의사다. 자기결정권의 근거를 인간의 행복추구권에서 찾은 김 할머니 사건이나 프라이버시권에서 찾은 미국의 카렌 퀸란(Karen Ann Quinlan) 사건에서 죽음에 대한 결정을 본인이 하여야 한다고 법원이 판단한 것은 지극히 상식적인 것이다.

문제는 환자가 이미 의식을 잃고 있어서, 법원이 그 생각을 물어볼 수 없다는 데 있다. 법원 심리 과정에서 삶에 대한 환자의 평소 생각이나 종교적 신념 등에 대한 질문을 증인에게 할 수밖에 없는데, 문제는 연명치료 중단을 법원에 신청한 가족들이 증인이 될 수밖에 없다는 점이다. 당연히 가족들로서는 환자가 평소에 이 정도 상황이 되면 치료를 중단해달라고 했다는 증언을 할 가능성이 높다는 것이다. 그래서 카렌 퀸란 판결에 대하여 법원이 환자의 의사를 추정한 것이라고 하였지만, 실제로는 증언으로 대체한 것에 불과하다는 비판이 있었다.

그래서 나온 방안이 연명치료 중단 결정에 대한 환자의 생각을 미리 문서에 기록하는 방식을 택하면 되겠다는 생각을 하게 되었다. 사전지시서(advance directives)라는 이름의 문서가 고안되는데, 주법에 따라 법원의 공증을 요구하거나 증인의 서명을 요구하거나 유언장에 준하도록 하는 등 다수의 형식이 제안되었다. 하지만 일반적으로는 본인과 증인이 함께 서명하도록 하는 방식이 채택되었고, 1991년 미 연방정부는 환자자기결정법(Patient Self Determination Act)을 제정하여 병원의 경우 이 문서를 받도록 의무화하였다. 우리 연명의료결정법도 '사전연명의료의향서'를 받도록 하고 있다.

하지만 어렵고 복잡한 의료적 상황을 일반인 환자들이 모두 이해할 것인가 하는 의문이 있었고, 나아가 기본적으로 문서에 기록한 환자의 의사라는 것이 과연 바뀌지 않을 정도로 견고할 것인가 하는 문제도 있었다. 여러 논문에서 병원에 입원한 환자들의 입원이 장기화되면서 입원 초기와 다른 의사 결정을 한다는 점을 지적하고 있다. 물론 이는 자연스러운 일이다. 판단 능력이 떨어지는 노년 세대나 어린아이들의 경우는 더욱 어려운 문제가 된다.

'자율성(autonomy)'이라는 것은 자유 의지를 가진 인간이 자신이 인식한 사실에 근거하여 자기의 신체, 생명에 대한 결정을 한다는 합리적 인간상에 근거한 도덕 원리다. 하지만 인간이 합리적인가 하는 측면에서 가장 강력한 도전을 받고 있는 기준이기도 하다. 인간은 신이 정해준 범위 내에서만 자율적일 수 있다는 가톨릭의 입장에서는 자신의 생명을 끊는 자기결정권은 인정할 수 없다. 환자 가족들의 합의에 의한 연명치료 중단 역시 마찬가지다.

그렇기 때문에 서양에서 이 문제는 환자의 자율성 문제라기보다는 과연 어느 정도의 치료를 제공하여야 하는가, 즉 치료 방법의 선택이라는 문제로 논의되었다. 1957년 이탈리아의 마취의학회가 교황청에 다음과 같은 질문을 하였다. '환자가 깊은 혼수상태에 빠진 경우, 비록 아직 죽은 것은 아니지만, 기계식 호흡기를 제거하면 곧 사망할 것으로 판단되는 경우에 기계적 환기를 중단할 수 있는지?' 이에 대하여 교황 비오 12세(Pius XII)는 가톨릭 신자들에게 생명을 보전하기 위한 치료를 하는데, 그 정도는 일반적인 수단(ordinary means)을 사용하여야 하며, 환자와 가족들에게 큰 부담이 되는 '일반적이지 않은 수단(extraordinary means)'은 할 필요가 없다고 하였다. 이러한 판단은 자연 이성(natural reason)과 기독교 도덕(christian morality)에 근거하며, 구체적으로 특별하거나 비례적이지 않고 과다하여 환자나 가족에게 이를 시행하여 환자를 돌보도록(care) 하는 것이 도덕적으로 의무라고 보기 어려운 경우는 이를 시행할 필요가 없다고 하였다.

이 기준은 명확한 것 같지만, 다양한 해석을 요구하는 규범적인 내용이다. 질문한 환자의 '깊은 혼수상태'라는 것이 '지속적 식물 상태(persistent vegetative state)를 의미하는지는 확실하지 않지만, 1976년 카렌 사건에서 병원 측은 생존해 있는 또는 회생의 가능성이 아주 작지만 존재하는 환자에게 해를 끼칠 수 있는 인공호흡기 중단을 거부한 데 반하여, 가족들이 중단을 요구하였던 대형 인공호흡기는 '특별한 '수단'에 해당하기 때문에 이를 중단하는 것이 가톨릭 교리에 어긋나지 않는다는 증언을 본당 신부가 법원에 하게 된다.

돌이켜 보면, 뉴저지주 최고법원은 이 문제를 판단하는 데 환자의 자기결정권을 고려할 필요가 없었다. 현재의 인공호흡기를 환자에게 계속 적용하는 것은 치료 목적에 비추어 부당하다고 하면 그만인 것이었다. 하지만 자율성을 판결 기초에 넣었기 때문에, 이제는 환자가 원하기만 하면 무엇이든지 중단할 수 있다는 문제가 발생한 것이다. 1900년 6월 미 연방최고법원은 크루잔(Nancy Cruzan) 사건에서 지속적 식물 상태인 크루잔에게 급식관(feeding tube)을 통한 인공급식을 중단할 수 있다고 하였다. 이후 2005년 미 연방최고법원은 테리 시아보(Terri Schiavo)에게 인공급식관 제거를 인정하는 명시적 결정을 하였다. 가톨릭은 전 세계적으로 논란이 되고 있는 시아보 사건을 의식하면서, 2004년 3월 교황 요한 바오로 2세(John Paul II)가 국제가톨릭병원협회 회의에서 '원칙적으로(in principle)으로 일반적 수단은 환자에게 제공되어야 하는데, 인공적(artificial) 영양(nutrition)과 수분(hydration)은 시행되어야 일반적인 수단에 해당한다'라고 하였다.

환자의 자기결정권에 기초한 연명의료중단이 우선하는가, 아니면 제공해야 할 연명의료의 종류를 결정하는 것으로 충분한 것인가? 김 할머니 사건과 미국 판결들에서 환자의 자기결정권을 근거로 삼는다는 점에서 공통점이 있었지만, 이를 입법화한 우리의 연명의료결정법은 후자의 입장이다.

우리 연명의료결정법은 환자의 상태를 임종기 환자와 말기 환자로 구분한 다음에, 임종기 환자에 대해서만 연명의료중단을 인정하고 있다. 첫째, '임종 과정'이란 회생의 가능성이 없고, 치료에도 불구하고 회복되지 아니하며, 급속도로 증상이 악화되어 사망에 임박한 상태를 말한다. 둘째, '연명의료중단 등의 결정'이란 임종 과정에 있는 환자에 대한 연명의료를 시행하지 아니하거나 중단하기로 하는 결정을 말한다. 셋째, '말기 환자(末期 患者)'란 적극적인 치료에도 불구하고 근원적인 회복의 가능성이 없고 점차 증상이 악화되어 수개월 이내에 사망할 것으로 예상되는 진단을 받은 환자를 말한다. 넷째, '연명의료'란 임종 과정에 있는 환자에게 하는 심폐소생술, 혈액 투석, 항암제 투여, 인공호흡기 착용 및 그 밖에 대통령령으로 정하는 의학적 시술로서 치료 효과 없이 임종 과정의 기간만을 연장하는 것을 말한다.

잘 살펴보면, 말기 환자가 상태가 더 나빠져서 임종 과정에 들어간 경우에만 연명의료중단이 가능하고, 이 한도에서 환자의 자기결정권이 인정되고 있다. 이 부분은 연명의료결정법 입법 과정에서 의료계와 가톨릭이 첨예하게 대립했던 부분인데, 결론적으로는 가톨릭의 입장이 거의 완벽하게 또는 더 보수화하여 입법화된 것으로 이해되고 있다. 더 나아가 김 할머니 사건이나 카렌 사건이 다시 발생하면 우리 법원은 인공호흡기를 제거하지 못할 가능성조차 높아진 것이다.

14. 죽는다는 것에 관하여:
자살[133]

자살에 관한 서구의 개념은 '나쁜 행위'라는 것이다. 영어로 '자살을 하다'라는 말은 'commit suicide'라고 하는데, 이것은 'commit homicide'와 같은 동사를 사용한다. 자살을 '살인을 저지르다'와 같은 행동으로 보는 것이다.

공적 질서 침해 있는 경우만 자살 금지

그리스 로마 시대에는 자살로 인해 공적인 질서에 침해를 가져올 수 있다고 생각되는 경우에는 자살을 금지했다. 예컨대 죄수가 자살을 하게 되면 국가의 형벌권에 침해를 가져온다. 군인이 자살을 하게 되면

133　2019년 오피니언뉴스(http://www.opinionnews.co.kr)에 기고한 글.

국가를 지키는 직무에 침해가 발생하며, 노예가 자살을 하게 되면 소유주의 재산에 침해를 끼치는 것이 된다.

하지만 존엄의 실천으로서 명예 자살은 인정됐다. 세네카(Lucius Annaeus Senaca)는 자유의 실천으로서 존재하는 자살의 모습을 글로 써서 남겼다. 그는 인간은 육체에 구속돼 있지만, 죽음으로써 노예 상태로부터 벗어난다고 했다. 그는 역모의 의심을 받고 네로 황제의 명에 의해 자살로 생을 마감한다.

로마 원로원의 소 카토(Cato the Younger)는 공화정을 옹호하며 카이사르와 싸우다 패하자 플라톤의 대화편 파이돈을 읽으면서 칼로 배를 찔러 자살한다. 후일 단테는 『신곡』에서 연옥의 섬을 지키는 수호자로 소 카토를 등장시킨다. 『신곡』에서는 자살자들이 모두 지옥에 가 있지만 소 카토만큼은 예외였다.

토마스 아퀴나스,
'신만이 삶과 죽음을 주관… 살아 있는 것들은 살아 있도록'

중세 유럽은 가톨릭이 지배하는 시기였다. 8세기 중반 영국의 요크 대주교는 자살한 자는 교회에서 장례 의식을 치르지 못하도록 했다. 13세기 토마스 아퀴나스는 5세기 성자 어거스틴의 말을 빌려 '신만이 삶과 죽음을 주관하기 때문에 자살은 살아 있는 것들을 살아 있도록 하신 신의 섭리를 거역하는 것이 된다'라고 정리했다.

자살자는 파문당했으며 영혼은 지옥에 갔다. 시체는 매장 전 거리에서 질질 끌려다녔고, 영혼이 갈 곳을 찾을 수 없도록 거리의 교차로에 묻었고, 심장에 말뚝을 박아서 심판의 날에 하늘로 올라갈 수 없도록 했다.

세속적으로 농노가 귀족에 속하고, 귀족은 왕에 속하는 중세 봉건 제도하에서 자살은 노동력을 침해하는 것으로 절도와 같은 재산 범죄였다. 그래서 왕은 자살에 대한 손해를 자살한 자의 재산에서 우선 압수해 해결했다.

영국의 경우 일반적이지 않은 사망 사건이 발생하면 왕은 관리를 파견해 살인, 자살, 사고사를 판단하도록 했는데 결과에 따라 살인은 살인자의 재산을, 자살은 자살자의 재산을 몰수해 손해를 배상받았다. 이때 파견된 관리는 'coroner(왕을 의미하는 crown에서 나온 단어)'라고 했으며 현재는 검시관이라고 해 법의학 전문가를 의미하는 단어가 됐다.

자살자의 남은 배우자와 자식들은 한 푼도 없는 빈털터리 신세가 될 수도 있었기 때문에, 작은 마을에서는 주위 사람들이 자살을 사고사로 위증하기도 했다. 그래서 기록에 '자신의 칼 위로 넘어지면서 칼에 찔려 사망했다'라는 기록이 나오기도 한다. 사망한 자가 악마에게 홀려서 제정신이 아닌 상태에서 죽었기 때문에 사고사라는 주장도 인정됐다. 예컨대 물에 빠져 죽은 경우는 '급성 발열이 있었고, 정신이 혼미한 상태에서 야밤에 집을 나가서 실족해 강에 빠진 것이다'라는 주장이다.

사망 당시에 제정신이 아니었다는 주장이 항상 인정된 것은 아니었다. 자살의 상당수를 차지하는, 목을 매는 방식은 줄을 준비하는 과정이 있었기 때문에 제정신이 아니었다고 인정받기가 쉽지는 않았다고 한다.

자살의 탈종교화는 계몽주의 시대부터 시작된다. 계몽주의 철학자들은 자살을 비판하기도 했고 옹호하기도 했다. 괴테의 소설 『젊은 베르테르의 슬픔』을 읽은 유럽의 많은 청년들이 소설에 묘사된 주인공 베르테르의 옷차림을 따라하기도 했는데, 베르테르를 모방한 자살도 유럽 전역에 번져나갔다. 나폴레옹 보나파르트도 이집트 원정 중에 이 책을 가지고 다니며 읽었다고 한다.

'자살은 정신 질환, 자살자는 보호되어야' 인식 생겨나

자살을 정신 질환으로 보게 된 것은 정신의학의 영향이다. 가톨릭 교리에 의하면, 삶의 고난은 신이 주신 것이기 때문에 인간은 견뎌야 할 의무가 있다. 그래서 남편과 사별한 과부가 슬픔을 못 이겨서 자살을 했다면 그것은 비도덕적 행위가 된다. 하지만 의학적으로는 급성 우울증이 발병한 경우이기 때문에 자살은 질병에 의한 것이고, 죽음에 대한 책임을 환자에게 돌릴 수 없게 된다.

또한 에밀 뒤르켐은 통계적 방법을 이용해 자살 원인을 사회적 압력이라는 외부적 요인이 작용한 결과라고 보았다. 이 단계에 가면 각국의 형법은 자살을 범죄가 아닌 것으로 생각하기 시작한다. 우리 형법역시 자살죄를 처벌하지 않는다. 하지만 자살에 관여하는 자는 자살교사 또는 방조의 죄로 처벌하고 있다. 그런 의미에서 자살자는 보호되어야 할 존재이기도 하다.

현대에는 환자의 생에 대한 자기결정권 논쟁 일어

현대 의학에서는 자살에 대한 환자의 자기결정권을 어떻게 인정할것인가 하는 새로운 문제에 직면하고 있다. 말기 암 환자와 같이 사망이 멀지 않은 경우(입법에 따라서 6개월 이내에 사망할 것으로 예측되는 경우)에 자신이 스스로 자살할 수 있도록 의사가 극약을 처방해주는 것을 의사 조력 자살이라고 한다.

미국의 워싱턴, 오레곤, 캘리포니아주에서는 입법을 통해 이런 행위를 처벌하지 않고 있다. 극약을 스스로 먹을 힘이 없어서 주위의 도움을 받아야 하는 사람들이 스스로 죽기를 선택한 경우라면, 스위스의디그니타스(Dignitas)라는 단체를 찾아간다. 스위스 법원은 의사의 진료 기록을 바탕으로 자살을 허락하며, 이 경우 의사 조력 자살은 면책받게 된다. 위 두 가지 사례의 경우 우리나라에서 의사는 자살 관여죄로 처벌받게 된다.

지속적 식물 상태 환자의 경우 인공호흡기를 떼기 위한 논쟁은 이미 소개한 바 있다. 이를 위해서는 법원을 통해 생존 시 의사를 확인하는 것과 같은 일정한 법적 절차를 밟는 것이 일반적인 절차다.

우리나라는 2017년에 일명 '연명의료결정법'을 제정했다. 대중 매체에서는 이 법에 의한 연명치료 결정에 대해 큰 의문을 제기하지는 않는 것 같다. 하지만 이 법은 말기 환자와 임종 과정에 있는 환자를 구분하면서, 임종 과정에 있는 환자는 죽음이 임박한 자를 의미하며 이런 경우에 한해 인공호흡기 제거와 같은 연명치료 중지를 인정하고 있다.

한국 '연명의료결정법' 시행, 법대로 적용되고 있을까 의문

우리가 흔히 알고 있는 말기 암 환자(의사 조력 자살 경우에 해당하는 6개월 이내에 사망할 것으로 판단되는 경우) 또는 지속적 식물 상태 환자(이런 경우를 미리 상정하여 연명의료 중지 의사를 미리 문서로 기재한 경우라고 하더라도)들에 대해 연명의료를 중지하는 것을 불법화하고 있다. 입법을 통해 환자의 자기결정권을 축소하고 있는데, 위헌의 소지가 있다.

이 법이 시행할 당시에 법조계, 의료계 일부에서는 많은 시행착오가 있을 것이라는 비판이 있었다. 하지만 지금까지 별문제 없이 시행되고 있다. 어떤 이는 이런 비판이 쓸데없는 기우였다고 할지도 모른다. 하지만 필자는 과연 이 법이 문구대로 적용되고 있는가 하는 우려가 존재한다는 말을 하고 싶다.

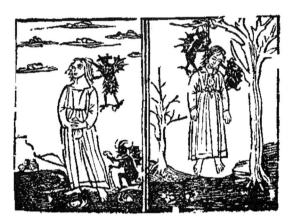

악마의 영향에 의해 목을 매는 행위에 이르게 되었다는 설명을 하고 있는 그림.
자살이 아니라 사고사라는 주장이다.
(출처: Rappresentatione della passione. Florence, 1520)

15. 존중받아야 하는 죽음, 죽음의 격차를 줄이기 위한 노력[134]

오프닝

제16대 대한법의학회 회장 울산의대 김장한 교수입니다. 저는 1989년 의과대학을 졸업했고, 2003년부터 울산의대 인문사회의학교실에서 법의학과 의료법규를 가르치고 있습니다. 병리전문의, 법의 인정의로서 국과수 촉탁 부검, 자문, 감정 등 법의학 관련 일을 20년 동안 하고 있습니다. 개인적으로 학문적 외도를 해서 법학사, 법학 석사를 하였습니다. 오늘 제가 이야기할 내용은 죽음의 격차를 줄이는 노력인데요. 이 주제는 법의학을 둘러싼 검시 제도의 문제점을 발견하고 이를 해결하기 위한 고민을 더한 내용입니다.

법의학자는 늘 부검대에서 죽음을 마주 보게 됩니다. 사람들은 죽음이 모두에게 평등하다고 합니다. 그렇습니다. 죽음 그 자체는 평등

---

134 2023년 6월 '세바시'에서 강연한 내용으로, '세바시, 김장한'으로 검색하면 내용을 볼 수 있다.

하게 오는 것입니다. 하지만 죽음을 둘러싼 상황은 평등하지 않았습니다. 살았을 때 겪었던 차이 때문에 죽음조차 불평등할 수 있다는 것을 알게 되었습니다. 오늘은 그 죽음의 격차에 대해, 그리고 우리가 왜 그 격차를 줄이기 위해 노력해야 하는지 말해보려고 합니다.

[슬라이드 1]

이해를 돕기 위해서 간단하게 검시 제도를 살펴보겠습니다. '검시'는 사건의 사망 원인과 범죄 관련성을 확인하기 위하여 시체를 조사하는 것인데요, 검안과 부검으로 구분합니다. 검안 후 시체검안서를 발급하는데 사망 원인이 확실하면 병사, 자타살, 사고사와 같은 외인사 사인을 기재하고 불확실하면 사인 불명이 기재됩니다. 마지막 단계에서 경찰은 부검으로 처리할지 사건을 종결할지 결정합니다. 1/3은 부검으로 이어지고 2/3는 사건 종결됩니다.

부검대에 오르는 시신들
대부분 가난하고 고독한, 고독사한 사람들

대한법의학회는 기존 부검 중심의 법의학 분야 한계를 극복하기 위하여 2015년부터 2021년까지 6년간 서울국립과학수사연구소와 함께 서울시에서 현장 검안 사업을 하였습니다. 앞서 보신 슬라이드에서 '경찰 공의'라는 부분은 법의관과 의대 교수가 경찰과 함께 사망 현장에 출동하여 검안을 시행하는 것이었습니다. 저는 초반 3년간 참여하였는데요, 이야기 시작은 부검 사건과 종결 사건의 구분이고, 그 과정에서 관찰한 고독사입니다.

고독사는 혼자 사는 사람이 질병, 자살 등 다양한 원인으로 사망한 후에 뒤늦게 발견되는 것을 말합니다. 일본에서는 1990년대부터 언론에 언급되기 시작되었고, 우리나라 역시 홀로 거주하는 사람들이 늘어나면서 10여 년 전부터 사회 문제가 되기 시작하였습니다. 이제는 도시를 중심으로 점점 숫자가 많아지면서 사회적 재난 수준에 이르고 있습니다.

고독사는 대개 1인 거주 시설에서 시체 썩는 냄새가 난다는 신고를 주변 거주인이 하면, 경찰이 출동하여 시신을 발견하는 경우가 많습니다. 연령대는 비교적 젊은 30대부터 노인들까지 폭넓게 나타나고 상황을 살펴보면 경제적 빈곤, 사회적 고립, 가족 간 갈등이 내재하며 우울증, 알코올 중독과 같은 병을 앓고 있습니다.

상당수 고독사 현장은 부패 냄새가 많이 나기 때문에 저희가 도착하면 굳이 현장 상황을 보지 않아도 알 수 있습니다. 현장 검안의사가 도착하면 경찰이 방문을 열게 되는데 대개 거주지가 쓰레기 더미이고, 그 속에서 부패한 알몸 시체로 파묻힌 모습으로 발견되는 경우가 많습니다. 이에 더하여 수많은 파리 떼가 까맣게 방바닥에 깔려 있거나, 문을 열면 공포 영화의 한 장면처럼 파리 떼가 한꺼번에 확 튀어나

오기도 합니다.

[슬라이드 2]

2016년 고독사 현장 검안 직전의 모습을 찍은 사진입니다(웃고 있지만 웃는 게 아닙니다. 곧 방호복으로 머리까지 감싸고 현장에 들어가야 합니다). 고독사는 대부분 가족이 해체된 경우입니다. 가족이 없거나, 있는 경우에도 오랫동안 연락을 끊고 살면 고독사에 이르게 됩니다. 돌아가신 분들 중에 유서를 남긴 분들도 상당히 있습니다. 대개 '미안했다, 잘 살아라, 몸이 아프다, 가난하다, 외롭다'라는 내용의 거칠고 짧은 글입니다. 연필이나 볼펜으로 몇 자 적거나, 컴퓨터에 한글 문서로 남기거나 요즘은 핸드폰의 문자 메모나 카카오톡에 남기기도 합니다.

상상하면, 약간 무섭기도 하고 한편 애틋합니다.

부검, 검안에 대해

앞서 슬라이드에서 살펴본 바와 같이, 검안에서 범죄가 의심되는 1/3 사례는 압수 수색 영장에 의하여 부검을 시행합니다. 범죄 의심이 없다고 판단되는 나머지 사례는 그대로 사건 종결됩니다. 저희가 6년간 만 건을 현장 검안하였는데, 사망 원인으로 병사가 반(자연사 포함)

외인사가 나머지 중 절반인 25%, 사인 불명이 그 나머지입니다. 어디에도 고독사가 잘 보이지는 않습니다.

다른 나라의 사례를 보겠습니다. 일본 효고 의대 법의학교실 니시오 하지메 교수가 발간한 『죽음의 격차』라는 책의 말미에는 다음과 같은 글이 있습니다. '과거 우리 의대 부검 사례를 살펴보면 50%는 독거자, 20%는 생활보호대상자, 10%는 자살자, 10%는 신원 미상이었습니다. 변사체가 되는 죽음 자체가 일본 사회의 음지에 속하는 것 같습니다.'

미국 시카고 지역 송혜정 법의관은 미국 역시 부검대에 오르는 이는 '사회적 약자'인 것 같다고 합니다. 미국인의 경우 사보험에 가입한 경우는 1년에 한 번 주치의를 만나는 기회가 무료로 주어지기 때문에, 주치의가 사망진단서를 써줄 가능성이 높습니다. 그러므로 죽은 이후에 미국 법의관에게 오는 것은 주치의가 없다는 것을 의미하므로, 이것은 경제적 어려움을 반영하는 것일 수 있다는 것입니다.

우리 자료를 정리하면 부패나 백골화를 포함한 사인 불명 자살 사건이 40%가 약간 넘는데, 많은 부분이 고독사이고 부검 대상이 되었습니다.

지금까지 제 이야기는 부검이 고독사와 같이 사회적으로 소외된 자들에 대한 부당한 대우를 강화하는 것처럼 보입니다. 부검률을 올려야 한다고 주장하는 법의학회 입장에서는 난감할 수 있는 부분입니다. 하지만 반대 경우도 있습니다. 고독사와 같이 사회적 약자라는 동일 사유로 인하여 부검대에 오를 권리를 외면당하게 할 가능성도 존재합니다.

돌봐줄 부모가 없는 아이(소위 고아)들은 어린 시절 사회의 보호를 받지만, 18세가 되어 보호 종료가 되면 사회로 나가야 합니다. 최근에 보육원 출신 18세 아동의 자살 소식이 보도되었습니다. 이들이 한 달에 한 번씩 만나서 서로의 외로움, 고민을 나누는 모임이 있습니다. 그런데 한동안 보이지 않는 분이 있어서 모임 주선자가 실종 신고를 했더니 이미 사망하여 처리했다는 말을 들었다고 합니다. 그들이 겪은 죽음 중에서 부검한 경우는 1건뿐이었고, 생명보험에 가입한 경우였다고 합니다. 죽음이 그저 '처리'로 끝난 사람들, 그들 중에 억울한 죽음은 없었을까? 가족이 있었다면 사인 규명을 외쳐주지 않았을까 하는 생각을 합니다. 다른 유형의 죽음의 격차가 존재하는 것입니다. 이 부분은 전통적으로 법의학이 부검률을 높여야 한다는 주장에 부합합니다.

핵심 메시지

흔히 사람들은 죽으면 끝이라는 생각을 가지고 있습니다. 사는 것도 힘든데, 죽은 후에까지 불평등을 이야기하는 것이 피곤하다고 생각할 수도 있습니다.

지금까지 부검은 살아 있는 자의 인권을 지키는 것이었기 때문에 유럽, 미국 등과 비교하여 부검률이 낮은 우리나라는 부검률을 높이기 위하여 권한을 달라고 하였습니다. 아직도 유효한 주장입니다. 하지만 현재 우리나라는 일 년에 35만 명이 사망하고, 앞으로 30년 정도 지나면 70만 명 이상이 사망하게 됩니다. 사회적 재난 수준으로 사망률이 증가하고, 고독사가 많아지게 됩니다.

출산율도 떨어지고 가족 해체가 가속화되고, 안타까운 현실이지만 여러분들도 고독사 가능성이 상당히 높습니다. 그럼 부검대에 오르게 될 가능성이 높습니다. 다른 고민은, 사실 부검은 '두벌 죽음'이라고 해서 대부분 유족들은 부검을 원하지 않습니다. 여러분은 죽은 뒤에 부검대에 올라가고 싶으십니까? 싫으실 겁니다. 하지만 억울한 죽음도 당하기 싫으시지요. 그러니까 무작정 반대하기도 어려울 겁니다. 하지만 선택은 해야 합니다.

저의 고민도 여기에 있었습니다. 현재도 법의학 인력이 부족해서 문제가 되고 있는 상황이고, 사실 부검에는 비용이 많이 소요됩니다. 그래서 범죄가 의심되면 반드시 부검은 해야 하고, 의심이 없다면 부검은 하지 않는 정확한 검시 제도가 필요합니다. 앞에서 언급한 고독사는 과잉 부검일 수 있고, 보호 아동 자살 사건은 과소 부검입니다.

[슬라이드 3]

지난 6년간 현장 검안 사업을 근거로 저희가 새롭게 정리한 검시 제도입니다. 시체검안서 발급 전에 의무 기록 조사, 혈액 독성, 방사선 검사를 추가하여 정확한 진단을 하도록 노력하자는 것입니다.

자료를 분석하여 사인 불명의 시체검안서를 작성하기 전에 검안 진단을 좀 더 정확하게 하면, 비록 고독사라 하여도 꼭 필요한 부검만 하게 될 가능성이 높아질 것이라는 결론을 내렸습니다. 인력 문제도 해결될 것이라고 생각합니다. 그리고 이 부분은 검시 제도 개선 법안으로 이번 21대 국회에 제출되었습니다.

지금처럼 죽음의 격차를 방치한다면, 우리 사회는 더욱 강한 해체 압력을 더 받게 될 것입니다. 우리의 삶과 죽음에 대하여 사회가 더 신경을 써야 한다면, 그 기준은 인간 존엄을 어떻게 하면 삶의 마지막 순간까지 확장할 수 있을까 하는 부분일 것입니다. 법의학도 그 방향에 맞추어 가야 한다고 생각합니다. 이상 '고독사와 죽음의 격차', 그리고 이를 고치기 위한 노력과 법의학 개선 방안을 이야기하였습니다. 감사합니다.

16. 연명치료 중지에 관한 지침[135]
- 연명치료 중지에 관한 지침 제정 특별위원회

목적

이 지침의 목적은 회복 가능성이 없는 환자의 품위 있는 삶을 위하여 연명치료를 적용하거나 중지할 상황에 있는 의료인에게 행위의 범위와 기준을 제시하는 데 있다.

---

[135] 2009년 대한의사협회, 대한병원협회, 대한의학회가 의료계 전문가로 구성된 연명치료 중지에 관한 지침 제정 특별위원회를 구성하고 논의를 거쳐 연명의료중지 지침을 만들게 된다. 당시 이윤성 교수님을 위원장으로 하고, 위원회 간사로서 지침에 대한 주요 구성을 작성하고 회람을 돌려 의견을 조율하여 지침을 완성하였다. 이후 연명의료결정법 입법 과정에서 그 내용이 반영되지 않아서 현재 법과는 대치점이 있지만, 사회가 나아가야 할 방향성은 제시하였기 때문에 이 지침을 잘 살펴보면 향후 법률의 개선점도 파악할 수 있을 것이다.

연명치료 중지 결정의 원칙

- 회복 가능성이 없는 환자 본인의 결정과 의사의 의학적 판단에 의
하여 무의미한 연명치료를 중지(시행하지 않음을 포함한다. 이하 같다)
할 수 있다.
- 환자는 담당 의사에게 자신의 상병(傷病)에 대한 적절한 정보와 설
명을 제공받고 협의를 통하여 스스로 결정하여야 하고, 그 결정은
존중되어야 한다.
- 담당 의사는 연명치료의 적용 여부와 범위, 의료 내용의 변경 등
을 환자와 그 가족에게 설명하고 협의하여야 하며, 연명치료에 관
한 의학적 판단은 반드시 다른 전문의사 또는 병원윤리위원회에
자문하여야 한다.
- 담당 의료진은 환자의 통증이나 다른 불편한 증상을 충분히 완화
하기 위해 노력해야 하며, 환자나 그 가족에게 정신적·사회경제적
인 도움을 포함한 종합적인 의료를 실시하거나 혹은 완화의료를 권
유한다.
- 의도적으로 환자의 생명을 단축하거나 자살을 돕는 행위는 허용
하지 않는다.

연명치료의 대상, 종류, 절차

(1) 대상 환자

연명치료를 적용해야 하는 대상은 2명 이상의 의사가 회복 가능성이 없다고 판단한 말기 환자 또는 지속적 식물 상태(Persistent Vegetative State, PVS)의 환자다.

말기 환자란 원인 상병이 중증이고 회복할 수 없는 환자다. 말기 환자에 대한 의료는 주로 대증적(對症的)인 연명치료이며, 원인에 대한 치료는 현재의 의료 수준에 비추어 불가능하거나 그 효과가 미약하다.

지속적 식물 상태는 심한 뇌 손상으로 지각(知覺) 능력이 완전히 소실되어 외부 자극에 대하여 의미 있는 반응이 없는 상태가 지속되는 경우를 말한다.

연명치료 중지의 대상 환자는 다음과 같다.

① 말기 암 환자: 수술, 방사선 치료, 항암 화학요법 등의 적극적인 치료가 효과가 없거나 미약한 경우
② 말기 후천성면역결핍증 환자: 인간면역결핍바이러스에 감염된 뒤에 치명적인 감염증 등이 합병하여 적극적인 치료에 반응이 없거나 미약한 경우
③ 만성 질환의 말기 상태 환자: 심장·폐·뇌·간·신장·근육 등의 만성 질환이거나 진행성 질환의 말기 상태로 치료 방법이

없거나 효과가 미약한 경우

④ 뇌사 상태 환자: 법률에 정의된 뇌사로 진단되었거나, 뇌사 판정 기준 가운데 무호흡 검사 등 일부 기준을 제외한 나머지 기준이 충족되어 2인 이상의 전문의사가 이에 준한다고 판정한 경우

⑤ 임종 환자: 말기 환자 가운데 상태가 극히 위중하여 여러 계통의 기능이 매우 저하되거나 상실된 상태(multi-organ failure)여서, 적극적인 치료를 해도 죽음이 임박하여 짧은 시간에 사망할 것으로 예상되는 경우

⑥ 지속적 식물 상태 환자: 식물 상태로 6개월 이상이 지났고 회복 가능성이 없는 경우

연명치료의 적용 또는 중지를 결정하기 위하여 말기 환자와 지속적 식물 상태 환자는 다음과 같은 수준으로 구별한다.

제1수준: 말기 상태이나 의사 결정 능력이 있는 환자

암, 후천성면역결핍증후군을 비롯하여 만성 심부전, 만성 폐쇄성 폐 질환, 간성혼수, 만성 신장 질환, 진행성 신경근육계통 질환 등의 말기 상태 환자로서 의사 결정 능력[136]이 있는 환자

---

136 명시적인 의사표시란 합리적인 이해력과 판단력을 갖춘 환자가 향후 치료 방침이나 연명치료의 적용-비적용(중지)에 관한 의지를 '사전의료지시서'와 같은 문서로 작성하거나, 가족이나 다른 사람이 있는 상황에서 담당 의사에게 그 의지를 말로 표시하거나, 합법적인 대리인에게 결정을 위임하여 그 내용이 진정성을 인정받아 의무 기록지에 기록한 것을 가리킨다.

제2수준: 의사 결정 능력이 없으나 특수 연명치료 없이 생존할 수 있는 환자

제1 수준의 말기 환자 또는 지속적 식물 상태의 환자로서 의사 결정 능력은 없지만 특수 연명치료 없이 생존할 수 있는 환자

제3수준: 의사 결정 능력이 없으며 특수 연명치료를 적용해야 할 환자

말기 환자 또는 지속적 식물 상태의 환자로서 의사 결정 능력이 없고, 특수 연명치료를 적용해야만 생존할 수 있는 환자

제4수준: 임종 환자 또는 뇌사 상태 환자

이 지침에서 정한 임종 환자 또는 뇌사 상태 환자

(2) 연명치료의 종류

연명치료란 말기 환자의 상병 원인을 직접 치료하거나 주된 병적 상태를 개선할 수는 없지만 생명을 연장할 수 있는 치료다. 연명치료는 다음과 같이 일반적인 것과 특수한 것으로 나눈다. 일반 연명치료는 생명유지에 필수적이지만 전문적인 의학 지식이나 의료 기술, 특수한 장치가 필요하지 않은 치료다. 관(管)을 이용한 영양공급, 수분·산소 공급, 체온 유지, 배변과 배뇨 도움, 진통제 투여, 욕창 예방, 일차 항생제 투여 등이 있다.

특수 연명치료는 생명유지를 위해서 고도의 전문적인 의학지식과 의료 기술, 특수한 장치가 반드시 필요한 치료이다. 환자에게 고통을

줄 수 있는 심폐소생술, 인공호흡기 적용, 혈액 투석, 수혈, 장기이식, 항암제 투여, 고단위 항생제 투여 등이 있다. 심폐소생술은 심장 마사지, 강심제나 승압제 투여, 제세동기(defibrillator) 적용, 인공호흡 등을 포함한다.

(3) 연명치료 적용 또는 중지에 관한 절차

연명치료에 관한 결정은 ① 환자의 자기결정권과 ② 환자의 상태에 대한 의학적 판단을 기초로 한다. 환자의 상태에 따라 다음과 같은 절차를 거쳐 연명치료 적용이나 중지 여부, 중지할 연명치료의 내용 등을 결정할 수 있다. 이 결정 과정은 기록으로 보존하여야 한다.

제1단계: 임종 환자 또는 뇌사 상태 환자

임종 환자는 의학적 판단과 가족의 동의[137]에 따라 연명치료를 중지할 수 있다. 뇌사이거나 뇌사에 준하는 환자는 의사의 의학적 판단에 따라 연명치료를 중지할 수 있다.

제2단계: 의사 결정 능력이 없으며 특수 연명치료를 적용해야 할 환자

환자가 특수 연명치료를 받고 있거나 받아야만 생존할 수 있는 상태라면 ① 환자가 기왕에 구체적이고 명시적으로 표시한 의사

---

[137] 가족의 동의는 원칙적으로 배우자, 부모, 성인인 직계존비속이 합의해야 성립하지만 가족이 합의할 수 없을 때에는 근친 중에 환자를 부양하는 배우자, 부모, 자식의 연장자 순서에서 최우선 순위자 1인의 서면 동의를 인정한다. 가족이 없을 때에는 후견인 또는 보호자가 대신한다.

를 존중한다. ② 만약 환자의 명시적 의사표시가 없다면, ⓐ 객관적인 의학적 판단과 ⓑ 환자의 추정적 의사[138] 또는 최선의 이익을 고려하여 병원윤리위원회에서 특수 연명치료의 중지 여부를 판단한다.

병원윤리위원회는 담당 의사 이외에 2명 이상의 전문의사가 환자의 의학적 상태를 판단하도록 해야 하며, 환자의 추정적 의사는 포괄적인 사전의료지시, 환자의 나이·직업·경력, 평소의 종교·신념이나 생활 태도 등을 고려하여 판단해야 한다.

병원윤리위원회는 위의 사항 이외에 가족들의 동의, 환자로 인한 가족들의 정신적 고통, 이미 지출하였거나 앞으로 지출할 비용 등으로 인한 경제적인 어려움 등을 고려할 수 있다. 병원윤리위원회는 당해 의료기관에서 연명치료 중지 여부뿐만 아니라 다른 의료기관으로 전원(轉院) 여부도 결정할 수 있다.

연명치료의 중지

심폐소생술과 인공호흡기는 시행하지 않거나 중지할 수 있으며, 다른 특수 연명치료는 환자의 원인 상병과 상태를 고려하여 같은 절차

---

138 예를 들면 건강할 때 작성한 사전의료지시서나 생전 유서.

에 따라 중지할 수 있다.

심폐소생술 하지 않기(DNR)와 인공호흡기 적용 중지의 결정은 〈그림 1〉과 같은 절차와 과정을 거치도록 한다.

(1) 환자와 환자 가족

① 환자나 환자의 가족은 환자의 상태, 치료 방법과 효과, 예후, 연명치료 등에 대하여 담당 의사에게 자세한 정보를 받고 설명을 들을 권리가 있다.

② 제공받은 정보와 설명을 바탕으로 담당 의사나 의료진과 협의하여 앞으로 시행할 연명치료에 대한 결정을 명시적으로 표시한다.

③ 환자가 스스로 결정할 수 없을 때에는 환자의 대리인 또는 후견인이 대신할 수 있다.

④ 환자 가족은 환자의 자기결정이 없을 때는 환자의 추정적 의사를 존중하여 환자에게 최선의 의료를 결정해야 한다.

⑤ 환자와 환자의 가족은 의사표시를 수정할 수 있다.

(2) 담당 의료진

① 담당 의료진은 환자의 상태, 치료 방법과 효과, 예후, 연명치료 등에 대하여 환자와 그 가족들이 이해할 수 있게 설명해야 하며, 환자의 상태에 변화가 있으면 다시 환자 혹은 그 가족과 협의해야

한다.

② 담당 의료진은 환자가 합리적으로 결정할 수 있도록 도와야 하며 그 결정을 명시적으로 남기도록 환자에게 권유해야 한다.

③ 담당 의료진은 환자의 통증이나 다른 불편한 증상에 대한 최선의 의학적 조치를 해야 하며, 그 회복 가능성을 객관적으로 검토하고, 환자의 결정에 대해 그 진정성 여부를 확인해야 한다. 만약 환자의 결정이 진정이 아니거나 의학적으로 비합리적이면 이를 거부할 수 있다. 의학적 이유로 거부하였음에도 환자의 결정이 확고하다면, 담당 의료진은 다른 의료인 또는 병원윤리위원회에 환자의 상태와 환자의 요구 사항을 알려 그 타당성을 재평가하도록 해야 한다.

④ 연명치료에 관한 일체의 결정은 의무 기록으로 보관해야 한다.

기타

(1) 병원윤리위원회

- 의료기관은 연명치료 중지에 관해 자문을 할 수 있는 병원윤리위원회를 두어야 한다.
- 병원윤리위원회에서 연명치료 중지를 권고하면 담당 의사는 가족

과 협의하여 그 결정을 수행한다.

(2) 이견 조정 절차

- 담당 의사와 환자나 그 대리인 사이에 의견이 일치하지 않으면 합리적인 의사 결정을 위하여 다른 의사에게 자문할 수 있으며, 환자나 환자의 가족은 담당 의사 또는 의료기관을 교체할 수도 있다.
- 이견 조정 절차는 〈그림 2〉와 같다.

(3) 사망 원인, 사망의 종류, 사망 시각

- 사망 원인(cause of death)과 사망의 종류(manner of death)는 환자가 말기 상태에 이르게 된 원인 상병으로 결정한다.
- 사망 시각은 심폐기능 종지(心肺機能 終止)의 때로 결정한다.

(4) 사회보장제도의 강화

- 연명치료 중지와 관련된 제도가 정착할 수 있도록 완화의료에 대한 지원 등의 사회경제적 지원이 확대되어야 한다.

〈그림 1〉

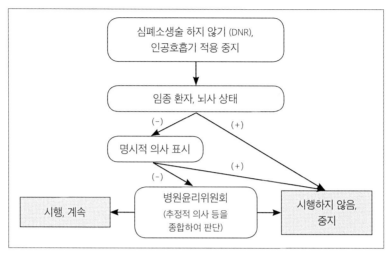

심폐소생술과 인공호흡기의 적용 중지의 절차

〈그림 2〉

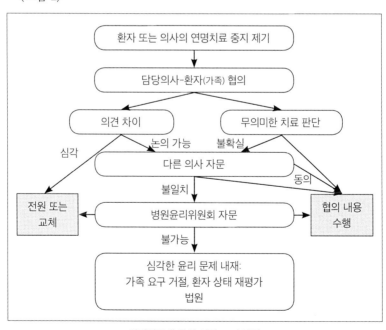

연명치료에 관한 의견 조정 절차

제3장

생명의 시작과 인간됨에 대하여

1. 보조생식술과 체외수정

1978년 영국의 루이스 브라운(Louise Brown)이 체외수정으로 태어난 사건은 당시 전세계에 큰 충격을 준, 의학사에서 손꼽을 만한 사건이다. 비록 지금 돌이켜 본다면 기술적으로 그다지 대단한 일은 아닌 것처럼 볼 수도 있지만, 생명이 인체의 외부에서 만들어졌다는 사실 때문에 종교적으로 큰 반향이 있었고, 선정적 또는 선동적 기사로 인하여 저널리즘에 대한 논쟁까지 폭넓게 일어났다.

'체외수정(In Vitro Fertilization, IVF)'이라는 용어는 여성의 자궁(uterus)이 아닌 배양 접시(petri dish)에서 수정이 이루어진다는 의미에서 붙여진 이름('in vitro'는 '유리 속에서'라는 뜻)으로, '생체 내'라고 하는 'in vivo'와 비교하여 사용되는 과학계 용어다. 대중 매체는 쉬운 단어로 루이스 브라운을 시험관 아기(test tube baby)라고 불렀다. 이해하기는 쉽지만, 마치 아이가 시험관에서 자라나서 출생했다는 오해를 불러일으킬 법한 용어였다.

수년 전 발생한 자궁 외 임신으로 인해서 이제는 임신이 불가능해진 레슬리 브라운(Lesley Brown)은 영국 북부의 작은 도시 올드햄(Old-ham)에 위치한 종합병원 산부인과 의사 패트릭 스텝토우(Patrick Step-toe)를 찾아갔다.

스텝토우가 체외수정 분야 전문가로 인정받게 된 계기는 우연한 기회에 접한 복강경 기술 발달 때문이다. 1960년대 중반 독일과 프랑스의 과학자들이 광원과 렌즈가 달린 광섬유를 이용하여 복강경을 개발하였는데, 스텝토우는 산부인과 의사로서 환자 배꼽 주위를 절개하고 복강경을 넣어서 생식기관과 난자들을 관찰하는 방법에 대하여 논문을 발표하였다. 이를 주의 깊게 바라본 학자는 캠브리지 대학의 생리학자 로버트 에드워즈(Robert Edwards)였다.

에드워즈는 포유류에 대한 배란 유도가 불가능하다는 당시 주류 견해에 반하는 실험을 하였는데, 성선자극호르몬을 이용하여 생쥐의 인공 배란에 성공한 상태였다. 에드워즈는 인공 배란 시 과배란된 난자를 제거하기 위해서 복강경을 이용할 수 있겠다고 생각했고, 추출한 난자를 이용한 체외수정까지도 가능할 것이라고 예상했다. 이를 인간에 적용하기 위해서는 의사의 도움이 필요했다. 1968년 에드워즈는 스텝토우에게 연락하여 공동 연구를 시작하는데, 이후 루이스 브라운의 출생까지 10년간 공동 연구를 진행하면서 호르몬 조절(산모에게 주사를 주는 것)을 통한 과배란 유도와 복강경을 이용한 난자 채취 그리고 체외수정을 통한 배아 생성까지 함께 진행했다.

정상적인 배란은 한 달에 한 개씩 양쪽 난자에서 교대로 난자를 성숙시켜서 배란시키기 때문에, 호르몬을 체외에서 주입하면서 나타나는 과배란은 어떻게 보면 약물 부작용이기도 했지만 체외수정을 위해서는 충분한 난자를 모아야 하기 때문에 필수 조건이기도 했다. 스텝토우는 가느다란 튜브를 이용하여 배란 직전의 난자를 흡입하였는데, 성공 여부는 순전히 그의 섬세한 손재주에 달려 있었다.

정자가 수정 능력을 획득하기 위해서는 정자의 머리 부분에 모자와 같은 형태로 덮은 물질을 제거해야 한다(capacitation). 이때까지의 이론에 의하면 이를 위해서 정자를 자궁경부에 위치시키고 자궁의 분비물에 노출시켜야 한다고 했다. 에드워즈와 스텝토우는 수정능 획득을 위해서 인공 배양액에 정자를 전처리하는 과정을 연구하였고, 이 과정에서 배양액의 '산성도(PH)'를 높여서 알칼리 환경을 만드는 것이 중요하다는 것을 발견하였다. 그리고 41번째 시도에서 착상 가능한 배아를 만드는 데 성공하였다(artificial insemination의 성공).

그다음은 수정된 배아를 어떻게 임신시킬 것인가 하는 문제도 있었다. 초기에는 복강경을 이용해서 난관 주위에 초기 배아를 놓았는데, 배아는 정상적으로 자궁 내 이동이 되지 않았고 난관에 착상하면서 자궁 외 임신이 되었다. 그래서 호르몬을 적절하게 조절하여 자궁내막 상태를 착상에 적합하게 만들고, 체외수정된 배아를 직접 자궁에 착상시키는 방법을 102번 시도 끝에 성공하였다. 그 102번째 성공이 바로 루이스 브라운의 탄생이었다. 2010년 로버트 에드워즈는 체외수정법의 성공 공로로 노벨생리학상(의학상)을 수상한다.

루이스 브라운의 출생과 관련된 논쟁들

수많은 실패를 딛고 성공했다는 사실은 역으로 실험의 성공 가능성이 매우 낮다는 것을 보여준다. 이러한 사실을 알지 못하는 일반인들에게 체외수정 성공 사실만 보도하는 것은 '수백만 명의 불임 여성에게 헛된 꿈을 심어주는 것'이라는 비판이 있었다. 사실 1940년대부터 체외수정에 성공했다는 기사가 있었고, 과학계의 재현이 불가능한 상태로 사라져간 사실들이 있었다 보니 이러한 비판이 터무니없는 것은 아니었다. 스텝토우는 레슬리 브라운이 사실은 자연적으로 임신되었을 것이라는 비판에 대비하기 위해서 그녀의 난관이 심하게 손상되어 도저히 정상적인 임신이 되지 않는 상태라는 것을 증명하는 난관조영술 결과를 가지고 있었다.

대중 매체의 접근은 좀 더 선정적인 면이 있었다. 1932년 알도스 헉슬리(Aldous Huxley)가 『멋진 신세계(Brave New World)』라는 소설을 발간하는데, 매체는 이 소설을 들먹이며 이제 국가가 생식을 조절하는 시대에 다가왔다고 떠들었다.

종교계의 입장은 대체적으로 비난하는 입장이었다. 가톨릭은 9년이 지난 1987년 바티칸 교서를 통하여 체외수정을 공식적으로 반대하는 입장으로 정리하였다.[139] 수정 시부터 생명이 시작된 것으로 보는 가톨릭의 입장에서는 체외수정을 통하여 생성된 배아들이 출산 과정에

---

[139] Congregation for the doctrine of the faith, Instruction on respect for human life in its origin and on the dignity of procreation replies to certain questions of the day. 1987.

버려지는 것을 옳지 못한 것으로 보았다. 더 나아가서 생명 탄생 과정에 인간이 관여하는 것 자체가 받아들여지지 않는다고 하였다.

보수적 개신교의 입장은 보수적 입장이 우세한 정도로 나타났다. 폴램지(Paul Ramsey)는 '장차 태어날 인간에 대한 비윤리적 의료 실험이므로 이를 금지시켜야 한다'라고 했다.[140] 배아를 인간에 준하는, 보호하여야 할 도덕적 존재로 본 것이다.

긍정적으로 평가하는 개신교 신학자도 있었다. 조셉 플레쳐(Joseph Fletcher)는 임신과 출산에 관여하는 것을 신의 뜻 또는 자연의 섭리를 위반하는 것이라고 주장하는 것은 인간을 너무 수동적인 존재로 보는 것이라고 했다. 인간성(humanness, humaneness)에 미치는 해악이나 이익 여부로 각 사례들의 고유 가치를 평가해야 한다고 주장하였다. 그는 체외수정은 의도된 생식이고, 성교를 통한 임신은 우연한 생식이라고 보았다. 호모 사피엔스가 다른 동물이나 영장류와 구별되는 특성이 바로 의도하고 계획하고 선택하는 능력이고 그것은 하느님이 주신 것이라고 하였다. 풀어보면, 자연적인 임신 과정에서도 착상하지 못하는 배아나 출생하지 못하고 사산되는 태아들이 수없이 존재하고, 체외수정에서도 기존에 존재하였던 정자와 난자를 이용하는 것이므로 '신노릇을 하지 말라'라며 이를 금지하는 것은 부당하다는 주장이다.

과학계에서는 체외수정으로 출산하는 아이들이 심각한 기형으로 태어날 수 있다는 것 때문에 반대한다는 견해가 있었다. 정상 출산에

---

140 Paul Ramsey, Shall We "Reproduce"? I. The Medical Ethics of In Vitro Fertilization, JAMA. 1972;220(10):1346-1350.

도 기형이라는 동일한 문제가 발생할 수 있지 않는가 하는 질문이 있지만, 그에 대하여는 기형 없이 태어날 것이라는 보증이 없기 때문에 체외수정을 하는 것은 '비윤리적'이라고 했다. 정신적인 측면에서 체외수정으로 태어난 아기들이 성장하면서 정체성 위기를 겪게 되고 정신적으로 괴물이 될 수 있다는 주장도 하였다.

체외수정과 보조생식술의 발달

의학적으로는 결혼하여 정상적인 부부 생활을 하면서 1년 내에 아기를 가지지 못한 경우를 불임이라고 한다. 2002년 한국보건사회연구원의 발표에 의하면 전체 부부의 13.5%가 불임이라고 한다.

여성의 경우는 복강 내 감염(Pelvic Inflammatory Disease, PID)의 후유증으로 난관이 막히는 것이 불임의 흔한 한 가지 원인으로 알려져 있으며, 이러한 이유로 불임을 난잡한 성생활에 대한 벌로서 보는 시각이 존재한다. 그러나 불임의 원인은 다양하며 남자와 여자에게 각각 원인이 존재한다. 각각의 원인에 대응하여 이를 극복하려는 의학적 치료 방법이 개발되고 있다. 난자와 정자 같은 생식세포의 미성숙이 문제되는 경우라면, 정자가 만들어지기 전 단계인 정원세포를 배양하여 정상 정자로 키우는 방법이 있다. 흔히 배양을 위해서 쥐의 정소를 이용하는 것 때문에 언론의 주목을 받은 방법이다.

체외 인공수정은 in vitro fertilization(IVF)과 intracytoplasmic injection(ICSI)을 포함하는 개념이다. IVF는 호르몬 요법을 시행한 후 10~14일이 지나서 난소로부터 8~12개의 성숙한 난자를 추출한 후 100,000개의 정자를 각각의 난자에 뿌려주는데, 정자에 문제가 있는 경우에 한 개의 정자를 이용하여 난자에 직접 수정시켜주는 것이 ICSI 다. 인공수정 후 2~3일이 지나면 첫 번째 분할이 시작되고, 그 이후 착상을 위해서 산모의 자궁으로 옮겨져 심어지게 된다. 임신 성공률을 높이면서 다태아 임신을 낮추기 위해서는 인공수정 이후 자궁에 옮기는 시간을 5~6일 정도 지체시키는 것이다. 수정란은 주머니배(blasto-cyst) 상태가 되고, 산모의 자궁은 착상을 하기에 좋은 상태로 내막이 잘 변화되게 된다. 낭성 난소를 가진 환자라면 미성숙 난자를 채취하여 체외에서 성숙시킨 다음 체외수정하는 방법을 이용하게 된다.

착상 전 8세포기에 이른 수정란의 한 세포를 떼어내어 인공수정된 배아의 유전자 이상을 검사하는 배아 유전자 검사(PGD)를 이용할 수 있다. 유전적 결함이 있는 수정란을 착상 시도 전에 선별할 수 있다는 측면에서는 긍정적이지만 성감별이나 유전자 선택과 같은 윤리적 문제가 있다. 생식세포나 수정된 배아를 냉동하는 난자, 정자, 배아은행을 이용할 수도 있다. 조기 폐경이나 난소 기능의 상실이 우려되는 암 환자 등에서 난자은행이 이용되며, 냉동 후 해동하여 사용하면 인공수정이 성공할 확률이 10~20%로 낮아진다. 냉동 배아는 시험관 시술을 하는 모든 부부가 이용하게 되는데, 배란 주기에 맞추어 냉동 배아를 해동시켜 사용한다. 보존 기간은 5년으로 하며, 당사자의 의사에 의하여 보존 기간을 단축 또는 연장할 수 있다. 여성은 200만 개의 난자를 가지고 태어나며 추가로 만들어지지 않는다. 사춘기가 되면 난자의 수는 20~30만 개로 줄어든다. 체외수정의 성공률도 나이가 들면서 떨어지게 되는데, 30대 초반의 여성이 50~60%의 성공률을 보이는 데 반하여 40대 초반이 되면 20%로 급격히 떨어진다.

정자 공여자에게 아버지의 지위를 인정할 것인가?

체외수정을 위하여 정자를 제공한 남성에게 생물학적인 아버지로서의 지위를 인정할 것인가 하는 질문이 있다. 다음은 외국의 흥미로운 사례다.

여성 동성애 커플과 남성 동성애 커플이 호주 시드니에 살았을 때 이루어진 합의서에 따라 정자 기증을 받아서 임신과 출산을 하였다. 그러나 출산 후 이들 남녀는 헤어졌고, 여자들은 뉴질랜드 오클랜드로 이사를 한 뒤 이 남성들이 아이에게 접근하지 못하도록 했다. 생물학적 아버지인 남자는 정자를 제공하기 전, 합의서를 통해 자신이 아버지로 등재되고 아이가 여성 동성애 커플과 살아도 남성 동성애를 인정하는 시드니의 개신교 교회에서 세례받을 수 있다고 주장했다. 여성 동성애 파트너는 양육, 후견인 지위를 모두 요구했으며 정자 기증자는 이에 반발해 양육권, 후견인 지위가 허용되지 않을 경우 접근권을 보장해달라며 소송을 제기했다. 플레밍 판사는 이 남자가 합의서에서 요구한 매년 최소한 14일간 아이에 대한 접근권보다 많은, 매월 7일간의 접근권을 허용했다.[141]

반대의 경우로 결혼한 부부가 아이가 생기지 않아서 정자은행을 통해 체외수정을 한 뒤 아이를 낳았지만 불화로 이혼을 하게 되는 경우에, 남편에게 아내는 아이에 대한 친권을 인정하고 양육비를 요구할 수 있는가 또는 친권이 없다는 청구를 하여 양육권을 가져올 수 있는가 하는 문제도 있다. 하급심 판결에는 '친생자관계의 존재 여부는 자연적 혈연관계를 기초해 정해지는 만큼 자신의 정자로 낳지 않은 아들에 대한 친권을 인정할 수 없다'라고 한 것도 있고, '현행 민법에는 부인이 혼인 중에 임신한 자식은 아버지의 자식으로 추정한다고 규정하고 있으므로 부부가 합의를 통해 인공수정으로 낳은 아이는 남편의 아이로 봐야 한다'라고 한 것도 있다.

---

141 2004. 4. 19. 연합뉴스, Access at 2004. 4. 19., http://news.msn.co.kr/service/msnnews/
뉴질랜드법원, 한 아기에 부모 3명 판결(웰링턴 =연합뉴스) 뉴질랜드 법원은 부모들이 양육권 다툼을 벌여온 2세 남자 아기에게 3명의 부모를 허용하는 획기적인 판결을 내렸다고 뉴질랜드의 선데이 스타-타임스가 18일 보도했다.

체외수정으로 태어난 아이가 자신의 유전적 부모를 알 권리

(1) 대리모 계약: Baby M 사건[142]

1986년 윌리엄 스턴(Willam Stern)과 엘리자베스 스턴(Elizabeth Stern) 부부는 엘리자베스의 건강상, 심리적 이유로 인하여 메리 베스 화이트 헤드(Mary Beth Whitehead)에게 1만 달러를 주고 대리모 계약을 하였 다. 엘리자베스 스턴(Elizabeth Stern)은 다발성 경화증(multiple sclerosis) 유전력을 가졌고, 당시 초기 증상이 발현되는 과정이었기 때문에 임신 으로 인하여 질병이 유발되는 것을 두려워했다. 마찬가지로 체외수정 을 위한 호르몬 주사와 난자 채취와 같은 의료행위도 원치 않았다. 임 신을 위해서 화이트헤드의 배란 주기에 맞추어 윌리엄 스턴은 정자를 넘겨주었고, 그것은 병원에서 화이트헤드의 질 내로 넣어졌다. 체외수 정과는 다른, 순수한 대리모 계약이었다. 이후 정상적으로 아기가 태 어났으나 화이트헤드는 'Baby M'이라고 알려진 아기를 인도하지 않고 플로리다로 도주하게 된다. 위 부부는 대리모 계약에 기하여 아기를 인도할 것을 뉴저지 법원에 청구하였다. 하급심은 대리모 계약을 유효 한 것으로 판단하였다. 뉴저지 최고법원은 대리모 계약 자체는 불법인 것으로 보았다. 아버지와 대리모를 맡은 어머니가 법적인 부모가 되고, 의뢰한 아버지에게 양육권을 주고 대리모에게는 면접권을 주었다.

대리모(surrogate mother)라는 용어가 일반적으로 사용되지만, 이 용

---

142 In re Baby M, 537 A.2d 1227, 109 N.J. 396 (N.J. 02/03/1988).

어는 자궁을 빌려준 임신자에게 어머니(친권자)로서의 지위를 인정하는 것처럼 보일 수 있으므로 부당하다는 의견이 있다. 이 경우라면 대리 임신 계약과 대리 임신자의 법적 지위라는 용어를 쓰게 된다.

대리모 계약은 나라마다 입장 차이가 있다. 영국의 경우 대리모 계약법(Surrogate Arrangement Act 1985)에 의하여 유효로 보고 있다. 그러나 대리모 계약과 관계된 금전의 수수는 금지하고 있으며 이와 관련된 광고를 금지하고 있다. 우리나라의 경우 민법 제103조의 '선량한 풍속 기타 사회질서에 위반'하여 무효로 보는 견해가 있다.[143]

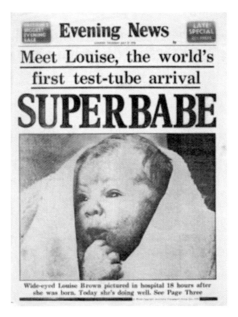

인류 최초 체외수정으로 태어난 루이스 브라운에 대한
기사 첫 면과 사진

---

143 이덕환, 의료행위와 법, 문영사, 1998, 241면.

2. 배아 생성과
배아의 도덕적 지위

배아 발달 과정

정자와 난자가 만나서 수정란이 발생하면, 부피의 증가 없이 분할하여 세포 수가 증가하는 분할(cleavage) 단계를 거친다. 8세포기가 될 때까지 세포들은 성글게 둥근 형태를 유지하고, 16세포기(상실배: morula) 단계가 되면 세포들이 납작해지면서 좀 더 밀접하게 뭉치게 된다. 주머니배(blastocyst) 시기가 되면 30여 개의 배아모체(embryoblast) 세포를 포함하여 200~250개의 세포로 구성되는 물주머니 형태가 된다. 바깥을 싸는 세포는 영양막(trophoblast)이 되고, 안쪽의 세포들은 양막(amnion)이 되며, 배아와 융모막 융모(chorionic villi)가 된다. 신체 내에서 이러한 수정이 일어났다면, 수정란은 난관을 지나 자궁에 착상하기까지 14일 정도를 세포분열 상태에서 지내게 된다. 이 상태를 착상전 배아(preimplantation embryo), 전배아(pre-embryo) 상태라고 한다.

이후 자궁내막에 착상한 이후 배아(embryo)가 된다. 배아 시기에 장기가 형성되기 때문에, 이때 약물의 영향을 받으면 발달 과정이 정상적인 궤도를 벗어나서 기형이 발생하기 쉽다. 배아 시기가 지나면 장기 형성은 거의 완성되고, 이후 태아 시기에는 부피 성장을 하게 되면서 인간 형태를 구분할 수 있게 된다. 배아가 커지면 태아(fetus)라고 부르는데, 임신 시기로 배아와 태아의 구분이 명확한 것은 아니다. 수정 이후 8~9주 정도가 지나면 장기 형성이 90% 정도 완성되고, 9주 또는 10주에서 태아 단계로 들어선다.

배아의 정의

'배아'라 함은 수정란 및 수정된 때부터 발생학적으로 모든 기관이 형성되는 시기까지의 분열된 세포군을 말한다(생명윤리법 제2조 제2호).[144] 모든 기관이 형성된 이후의 시기에 대하여 정의되어 있지 않으나, 시기적으로 보아 자궁에 착상한 단계를 태아로 보는 것이 적합하다. 또한 배아 줄기세포의 경우 전능(totipotent)을 보이지 않는 한 세포 단계에 불과한 것으로 보아야 한다.

---

[144] 동법 제2조 제2호에 의하면 "배아"라 함은 수정란 및 수정된 때로부터 발생학적으로 모든 기관이 형성되는 시기까지의 분열된 세포군을 말한다. 세포주를 분양받거나 수입하여 시행하는 연구에 관하여 우리 법은 입법적 고려가 없는 것으로 보아야 한다.

배아의 도덕적 지위

배아를 대상으로 한 연구에 대하여 허용 여부를 논할 때, 가장 먼저 떠오르는 질문은 배아의 도덕적 지위에 관한 것이다. 이와 관련된 주장은 세 가지로 구분할 수 있다.

첫째는 정자와 난자의 수정에 의하여 생명이 시작된다고 보는 것으로, 배아는 인간과 도덕적으로 동등한 존재라는 입장이다.

둘째는 배아는 인간으로 형성되는 단계에 있는 존재로서, 인간으로서의 잠재성을 지닌다고 보는 것이다. 연속성의 견지에서 살펴보면 인간이 되는 존재지만, 아직 인간이 되지 못한 단계로서 특수한 지위를 가진다는 것이다.

셋째는 인간 배아에 특별한 도덕적 지위를 인정하지 않는 입장이다. 단순한 세포 덩어리에 불과하다고 보거나, 인간의 배아와 동물의 배아 간 도덕적 지위에 차이가 없다고 하는 것이다.

첫째 입장은 전통적인 가톨릭의 입장이다. 우리나라 생명윤리법은 일정한 조건하에서 인간 배아에 대한 연구를 인정하고 있는데, 이 법에 대한 위헌 심판 청구에서 청구인들은 '인간은 수정됐을 때부터 생명이 시작되는 만큼 인간 배아는 헌법의 보호를 받는 인간으로서 존엄과 가치를 지닌다. 그런데 생명윤리법은 인간 배아를 단순한 세포군으로 정의, 인공수정에서 남은 배아와 체세포 복제 배아를 생명공학 연구를 위한 도구로 전락시켰다'라고 주장하고 있다. 이 입장은 냉동 보관 배아 폐기도 인정하지 않기 때문에, 현재 보관 중인 모든 배아는 인간으로 출생할 권리가 있다고 주장해야 한다. 또한 출생하지 못하고 폐기된 배아에 대하여 종교적으로 인간과 동일한 대접을 해주어야 한다.

둘째 입장은 절충적인데, 초기 배아 단계에서의 연구를 인정하려는 도구적 개념일 수도 있다. 영국에서 발표된 워녹 보고서(Warnock Report, 1984)는 배아는 성장하면서 점차 도덕적 지위를 얻기 때문에, 발생 초기의 배아는 그것을 대상으로 한 연구로부터 얻는 잠재적 이익과 배아 자체에 대한 보호의 이익을 비교하여 평가해야 한다고 밝히고 있다. 이 보고서는 수정 후 14일 정도에 발생하는 원시선(primitive streak)에 의하여 배아는 장래에 인간으로서 각종 기관이 형성되기 때문에, 이 단계 전인 14일 이전의 배아에 대해서는 이익형량을 통하여 배아를 대상으로 한 연구가 도덕적으로 허용될 수 있다는 입장을 취하고 있다.

셋째 입장은 공리주의하에서 동물 해방을 주장하는 피터 싱어의 주장에서 쉽게 알 수 있다. 2002년 호주 출신 생명윤리학자인 피터 싱어(당시 미국 프린스턴 대학교)는 서울대에서 열린 '제4회 아시아 생명윤리 회의'에서 '치료용 배아 복제 연구를 통해 인간의 삶의 질을 높일 수 있다면 이 연구는 계속돼야 한다'라고 하였다. '인간의 줄기세포 연구를 위해 인간과 같은 고통을 느낄 수 있는 다른 동물을 이용하는 것은 옳지 않다', '아직 태어나지도 않은 인간 배아가 뛰어다니는 동물보다 나은 것이 뭐가 있느냐?', '현대 사회에서 생명의 신성성을 무조건 고집할 수 없다'라면서 '생명 자체보다 중요한 것은 그 생명이 누리는 삶의 질'이라는 입장을 보였다.

다른 시각에서 판단 중지를 요구하는 견해도 있다. 숲속에서 부스럭거리는 소리가 나면, 그것이 사냥감인지 아니면 인간인지를 확인하기 전까지는 총을 쏘는 행위를 멈추어야 한다는 것이다. 이 비유가 적합한지 알아보기 위해 조금의 주의를 가지고 살펴보면, 비교적 신속한 시간 내 사냥감의 존재를 확인하는 것이 가능해야 한다. 하지만 배아의 도덕적 지위에 관한 논쟁은 개인의 간단한 노력으로 해결되는 것이 아니며, 서로 반대되는 입장들 간의 담론을 통하여 서로의 입장을 절충하고 합의하는 것이 가능한지 확인되어야 한다. 인간 배아에 대한 종교적 입장은 그 자체로 합의가 불가능한 것이기 때문에 판단 중지를 요구하는 견해 역시 배아 연구를 반대하는 입장을 관철하기 위한 도구적인 주장에 지나지 않는다.

헌법재판소 결정(2005헌마346)

생명윤리 및 안전에 관한 법률(2004. 1. 29. 법률 제7150호로 제정된 것) 제16조(배아의 보존기간 및 폐기) ① 배아의 보존기간은 5년으로 한다. 다만, 동의권자가 보존기간을 5년 미만으로 정한 경우에는 이를 보존기간으로 한다. ② 배아 생성 의료기관은 제1항의 규정에 의한 보존기간이 도래한 배아 중 제17조의 규정에 의한 연구의 목적으로 이용하지 아니하고자 하는 배아를 폐기하여야 한다.

이 결정에 대한 개요는 다음과 같다. 2005년 임신을 위해 체외수정을 한 남모 씨 부부 등 13명은 헌법재판소에 헌법 소원을 내었다. 청구인 안에는 남씨 부부가 만든 배아 2개도 포함됐다. '임신에 쓰이지 않고 남은 배아들을 연구에 이용하도록 한 생명윤리법이 인간의 존엄성과 생명권을 침해해 위헌'이라는 주장을 하였다.

5년 만에 헌재는 '원시선이 나타나지 않은 이상 현재의 자연과학적 인식 수준에서 독립된 인간과 배아 간의 개체적 연속성을 확정하기 어렵다고 봄이 일반적이라는 점', '수정 후 착상 전의 배아가 인간으로 인식된다거나 그와 같이 취급하여야 할 필요성이 있다는 사회적 승인이 존재한다고 보기 어려운 점'에 비추어 '배아는 독립된 인간이 아닌 만큼 헌법 소원의 주체가 될 수 없고 기본권도 주장할 수 없다'라며 배아 1, 2의 청구를 각하하고, 배아를 5년까지 보존하고, 연구에 이용하지 않은 배아는 폐기하도록 한 생명윤리법 조항은 배아가 부적절한 연구 목적으로 사용되는 것을 막기 위한 것이며, 합법적인 배아 연구는 헌법에 위배되지 않는다고 합헌 결정하였다.

연구를 위한 배아 생성

불임 부부에 대한 임신 목적 시술 과정에서 이용하고 남은 잉여 배아만을 연구의 대상으로 하는 것 외에 연구 목적으로 배아를 체외에서 만드는 것을 허용하느냐는 것이다. 영국의 경우 예외적으로 연구용으로 생산이 가능하게 하지만, 전 세계적으로 소수에 속한다. 우리나라의 생명윤리법은 허용 여부 논란이 있었지만, 현재 '(배아의 생성에 관한 준수사항) 누구든지 임신 외의 목적으로 배아를 생성하여서는 아니 된다(제23조 제1항)', '배아의 보존기간이 경과된 잔여 배아는 발생학적으로 원시선이 나타나기 전까지에 한하여 체외에서 난임 치료법, 피임 기술 개발, 근이영양증 등 희귀 난치병 치료를 위한 연구 목적으로 이용할 수 있다(동법 제29조)'라고 되어 있다. 우리 법은 영국과 같이 배아를 수정 후 14일 이전과 이후로 나누어 다르게 대우하고 있다.

3. 배아 복제와
줄기세포 연구

복제(cloning: 클로닝)란 체세포에서 이배체(diploid)의 핵을 채취한 다음, 이것을 핵이 제외된 난자(enucleated egg)에 이식 시키는 방법이다. 체세포 복제 기술이 처음으로 성공한 것은 1975년 영국의 거든(Gurdon)이 개구리 난자의 핵을 제거하고, 개구리 내장에 있는 세포의 핵을 대신 넣어서 새로운 세포를 만들었을 때였다. 이 세포가 분열하여 올챙이가 되는 데 성공한 것이다.

1996년 스코틀랜드 로슬린 연구소에서 이안 월멋(Ian Wilmut)이 복제 양 돌리를 선보였다. 양 복제는 277번의 핵치환 성공 세포 중에 하나가 성공한 0.35%의 확률로 성공한 것이었다. 복제 양 돌리는 1998년 4월 13일 정상적인 유성 생식 방법을 통해 자신의 새끼인 보니를 출산함으로써 복제 양 돌리가 정상적인 양임을 보여주었다. 영국 로슬린 연구소는 체세포 복제 기술에 대한 특허를 신청한다. 1997년 3월에 로슬린 연구소가 제출한 특허명세서, 즉 World Intellectual Property Organization(WIPO)에 지출한 복제 기술(WO 97/07668& WO 97/07669)을 보면,[145] '동물의 난자가 이차 감수분열(meiosis)의 중기 (metaphase)에 있을 때 난자의 핵을 제거한다. 이식할 체세포의 핵은 휴지기 상태(G0 phase)의 세포에서 채취한다. 난자에 핵을 이식한 후 6 내지 20시간 정도 핵과 난자 세포질이 접촉하도록 한다. 일정 시간이 흐른 후 nocodazole을 이용하여 미세관 방해(microtubule inhibition) 를 시키면서 활성화시킨다. Taxol을 이용하여 미세관 안정화(microtu-bule stabilisation)를 시켜서 세포핵의 배수성(ploidy)이 유지되도록 한 다'라고 되어 있다. 이때 동물배아(animal embryo)에 사용한 월멋의 복 제 방법은 어디까지 효력을 미치는가?

EP 695,351 B1은 소위 에딘버그(Edinburgh) 특허라 불리었는데, 세 포 배양으로부터 보다 순수한 줄기세포를 얻기 위하여 유전공학적 방 법을 사용하는 것으로 1999년 12월에 에딘버그 대학을 특허권자로 하 여 등록된 특허다. 문제는 특허 청구항(claim)에 '동물 줄기세포'라고 기재하면서, 인간을 제외한다는 명시적 표현이 없다는 것이 문제가 되 었다. 특허에 대한 이의신청이 들어왔고, 이에 대하여 EPC 규정 53조 (a)에 '공서양속에 반하는 발명'을 불특허 사유로 규정하는 것, 시행 규 칙(rule) 23d(c)에서 '인간 배아의 산업적 상업적 이용을 금지'하는 규정 에 의하여 위 청구항에서 인간 배아 줄기세포는 포함하지 않는 것으 로 정정하였다. 소위 Edinburgh 사건은 인간 배아 줄기세포가 특허의

---

[145] 특허협력조약(Patent Cooperation Treaty, PCT)에 의하여 제출된 서류에 의하여 그 내용을 확 인할 수 있다. International publication number: WO 97/07668&97/07669. 이처영, 생명 공학 특허전략, 대광서림, 2003;463-469면.

대상이 되지 않는다는 것을 명확하게 하였다.

로슬린 연구소의 특허 역시 청구항에 사용된 'animal'이라는 단어가 문제가 되었다. 연구소는 초기에 이 특허 효력 범위를 인간을 포함한 포유류 일반까지 확대하고 싶어 했다. 하지만 많은 논쟁 끝에 해당 특허는 양, 소, 물소, 돼지, 낙타와 같이 발굽이 있는 유제(有蹄) 동물로 한정하게 되었다.[146]

1998년 상실기 인간 배아로부터 다능성 줄기세포를 분리하여 액체 배지를 이용하여 배양하면, 분화 없이 줄기세포주로 계대 배양이 가능하다는 것을 톰슨(James A. Thomson)이 발표한다.[147] 그가 발표한 논문에는 '인간(human)' 배아라는 명칭을 쓰고 있지만, 톰슨이 1998년 12월 미 특허청에 제출한 특허 명세서(patent number 5,843,780)를 보면 영장류(primate) 줄기세포주 성립에 대한 것으로 기술의 범위를 표현하고 있다. 인간 배아에 대한 특허는 공서양속 규정에 의하여 제외된 것으로 평가된다.

체세포 복제 후 이를 이용한 줄기세포주를 획득할 수 있게 되자, 이

---

146 체세포핵이식술은 스코틀랜드의 로슬린 연구소가 1997년 복제 양 돌리를 탄생시켰을 때 세계에 널리 알려진다. 물론 세계는 그 과학적 성과에 경이를 표시하였다. 연구소는 같은 해 국제특허를 출원하였고, 2000년 영국 정부로부터 체세포핵이식에 관한 방법과 결과물인 동물, 배아 및 세포주에 대한 일체의 특허를 인정받았다. 한창 주가를 높일 당시 연구소의 운영 주체였던 PPL therapeutics라는 회사의 가치는 5억 파운드로 인정되었다. 모든 것이 잘되어 가는 것으로 생각되었다. 2004년 1월 1일 우리는 충격적인 소식을 듣게 되었다. 로슬린 연구소가 가지고 있던 모든 특허는 미국 애리조나의 Exeter Life Sciences라는 지주회사에 76만 파운드에 팔렸고, PPL의 운명은 독일 Bayer 그룹과 새로운 연구를 할 수 있을지에 좌우되게 되었다는 것이다.

147 JA Thomson, J Itskovitz-Eldor, SS Shapiro et al, Embryonic stem cell lines derived from human blastocysts. Science, 1998: 6;282(5391):1145-7.

론적으로 맞춤형 줄기세포 치료가 가능해졌다는 결론이 내려졌다. 우리나라의 황우석 서울대 농대 교수가 인간 배아 복제와 줄기세포 추출에 성공했다는 논문을 발표하였고, 인간 복제의 위험성이 나타나면서 복제 배아를 포함한 모든 배아 대상 연구를 반대하는 종교계 소리도 높아졌다.

우리나라에서 황우석 박사 논문 조작 사건이 일어나기 전, 황 박사는 인간 체세포 복제 배아 연구를 성공시키면서 엄청난 과학적 성과와 경제적 효과를 가져올 수 있다고 했다. 하지만 일단 문제가 되는 것은 인간 배아 복제 기술은 특허 대상이 아니라는 점이다. 그렇기 때문에 황 박사는 전 세계의 난치병 환자를 대한민국에 불러서 치료하면 엄청난 돈을 벌 수 있다고 선전을 했던 것 같다. 기술적인 측면에서 이전 기술과 차이가 얼마나 있는지도 따져봐야 할 일이지만, 그 이전에 인간 배아 관련 기술은 특허의 대상이 될 수 없다는 점은 명심할 필요가 있다.

체세포 복제 배아의 도덕적 지위

체세포핵이전(Somatic Cell Nuclear Transfer, SCNT)는 클로닝(cloning)이라고도 하는데, 체세포에서 핵을 채취한 후 이를 핵이 제외된 난자(enucleated egg)에 이식시키는 방법이다. 복제 양 돌리 연구에서 정상적으로 수정 출생한 양들과 발달 과정상 차이는 발견하기 힘들었다. 새끼도 낳았고, 일반적인 양들과 같은 정도의 수명도 보였다. 2005년 인간 복제가 우리 사회 논란이 된 와중에 천주교 정진석 주교와 서울대 황우석 교수의 만남이 있었다.[148] 이 만남에서 황 교수는 'SCNT를 통한 배아 줄기세포 연구는 난자와 정자의 결합이라는 수정의 과정을 거치지 않으며, 이렇게 만들어진 배아를 사람의 자궁에 착상할 가능성 또한 전혀 없다'라고 설명하였다. 정 주교는 '황 교수의 연구 전체를 반대하는 것이 아니라 인간 배아, 즉 정자와 난자가 결합해 이뤄진 수정란과 같은 생명을 복제해 치료에 활용하는 것을 반대하는 것'이라는 입장을 전달했다고 한다.[149] 당시에 주교의 순화된 발표에 대하여 가톨릭 입장에 변화가 생긴 것은 아닌가라는 술렁임도 있었지만, 가톨릭은 인간에 대한 배아 복제 연구를 반대하는 입장을 유지하였기 때문에 황 교수 연구를 인정할 수는 없는 노릇이었다.

줄기세포 연구

줄기세포는 분화 초기 미분화 세포로서 특정 환경에서 특정 세포로 분화하는 능력을 가진 세포를 의미한다. 줄기세포는 미분화된 상태에

---

148 2005. 6. 15. 각종 신문 참고.

149 제주매일, '모를 권리'도 있다. 2005. 7. 19.

서 분열하여 증식할 수 있기 때문에, 줄기세포주(stem cell line)를 얻을 수 있다. 배아 줄기세포는 둘로 구분되는데, 첫째는 '전능성(totipotent)' 줄기세포다. 이 세포를 여성의 자궁에 착상시키면 이로부터 발달 과정을 거쳐 완전한 개체가 될 수 있다. 수정란이 2개로 분열됐을 때 각각 일란성 쌍생아로 발달하는 것과 같이, 수정란 분열 초기에 만들어진 전능성 줄기세포는 8세포기까지 가능하다. 이것은 8 쌍둥이까지 탄생하였다는 의학적 관찰에 근거한 것 같다. 그래서 8세포기까지 세포 하나하나가 차후 발달하여 하나의 배아가 될 수도 있다는 점에서 배아와 도덕적으로 동일하게 취급되어야 하는지 논쟁이 된다. 둘째는 '다능성(pluripotent)' 줄기세포인데, 배아 줄기세포를 가리키는 일반적인 의미에 해당한다. 다능성 줄기세포는 자궁 내 착상을 하여도 정상적인 개체로 발달할 수 없고 특정한 특징의 세포로 분화가 가능하다. 이 세포의 채취는 수정 후 4일이 지나면서 상실기(blastocyst stage)때 주로 이루어진다. 비배아 줄기세포는 ① 낙태된 태아의 기관이나 생식세포에서 유래한 줄기세포로서 존스 홉킨스 대학의 연구자들은 낙태된 태아의 생식세포로부터 다능성 줄기세포를 분리한 바 있다. ② 출생한 신생아의 제대혈액에서 다능성 줄기세포를 얻을 수 있다. ③ 성체 줄기세포로서 성숙한 조직과 기관 속에 들어 있는 다능성 줄기세포가 있다.

배아 줄기세포를 배양하면 외배엽, 중배엽, 내배엽으로 발달하는 것을 확인할 수 있다. 이에 반하여, 성체 줄기세포는 분화에 한계가 있다. 비배아 줄기세포 초기 단계 연구는 조혈 줄기세포를 이용하여 방사선 치료를 받아 재생이 불가능해진 골수의 이식을 시행하는 것이었다. 그러나 최근 연구에 의하면 이 조혈 줄기세포에서 신경이나 근육과 같은 세포로 발달되는 것이 발견되는 등 배아 줄기세포와 유사한 능력이 발견되면서, 면역체계에서 거부 반응이 없는 성체 줄기세포의 연구가 활발하게 진행되고 있다.

배아 줄기세포를 얻기 위해서는 반드시 배아를 파괴해야 한다. 배아를 생명체라고 보는 시각에서는 이것을 받아들일 수 없다. 한편, 성체 줄기세포는 여러 가지 다양한 세포로 분할할 능력이 부족하다. 현재 연구의 방향은 성체 줄기세포의 분화 능력 및 활용 방안을 확대하는 것이다.

4. 배아 대상 연구에 대한 각국의 입법

독일

독일은 1991년 시행된 배아보호법을 가지고 있다. '배아보호'법이라는 단어가 의미하듯이 배아 생성은 불임 치료 목적으로만 인정되며 배아를 연구에 이용하는 것, 배아에서 줄기세포를 추출하는 것 및 복제는 금지된다. 하지만 자국 내에서 배아 대상 연구는 금지하지만 배아 줄기세포 연구는 해야 한다는 현실적 비판이 있었다.

이 문제를 해결하기 위하여 '인간 배아 줄기세포의 수입 및 사용에 관한 배아보호확보를 위한 법률(줄기세포법, 2002)'를 제정하여 외국에서 만들어진 배아 줄기세포는 수입하여 연구하는 것을 인정하고 있다. 해석상 줄기세포는 더 이상 개체로 분화할 수 있는 능력이 없기 때문에, 배아보호법상 배아가 아니라고 보는 것이다. 이에 더하여 임신을 위하여 생성된 배아로부터 생성된 것이어야 하며, 법 제정 전인

2002년 1월 1일 이전에 성립된 줄기세포라는 조건을 충족한 경우에만 수입이 가능하다.

영국

1978년 세계 최초의 시험관 아기가 탄생하였고, 1982년 '생명윤리위원회'가 조직되었다. 동 위원회가 1984년 워녹 보고서(Warnock Report)를 발표하면서 이후 인공수정 및 발생에 관한 법(Human Fertilisation and Embryology Act, HFEA: 배아수정법)이 제정되었다.

배아수정법에서는 인공수정 시술행위, 배아 및 생식세포의 보관이나 연구는 허가를 받은 기관만 할 수 있도록 하였다. 또한 인간 수정란을 다른 종의 자궁에 이식하는 등 이종 간 착상과 이종 간의 수정을 금지하고 있다. 그 외 정자 제공자는 아이의 아버지가 아닌 것으로 보는 규정을 가지고 있다.

미국

미국은 현재 연방 차원의 입법은 없으며, 개별 주 입법이 있다. 미 하원이 1994년부터 인간 배아 연구에 대한 연방정부의 지원을 금지하였는데, 1995년 10월 클린턴 대통령의 행정명령으로 설치된 국가생명윤리자문위원회(National Bioethics Advisory Commission)의 권고안에 의하면 ① 체세포핵이식 복제를 통한 인간 복제 연구를 허용하지 않고 연방 기금 지원 금지 조치를 계속 유지할 것 ② 죽은 태아의 조직과 잔여 배아들을 이용한 배아 줄기세포의 연구를 허용할 것을 권고하였다.

체세포핵이식연구에 있어서 연구 자체를 금지할 것인지, 아니면 연구를 인정하되 착상만을 금지할 것인지에 대한 견해 대립이 있다. 미국의사협회 등의 단체들은 연구는 허용하되 착상은 금지하는 안을 지지하고 있다.

프랑스

프랑스에서는 1994년까지 '생명윤리법'으로 지칭되는 3개의 법률을 제정하면서,[150] 인간의 장기, 조직, 세포, 혈액, 유전자, 배우자, 수정란의 취급 등을 일괄하여 공통의 규제 원칙 아래 두는 포괄적인 법체계를 가지고 있다. 규제의 근거가 되는 인권 원리를 개별 인간의 권리 위에 위치시키고 있다.

---

150 1994. 7. 1. 법률 제 548호(보건연구를 위한 기명데이타법)과 동년 7. 29. 법률 제653호(인체의 존중에 관한 법률) 및 법률 제654호(이식·생식법)이 제정되었다.

인권의 내용으로서 인체와 그 일부의 취급에 관한 개인의 자유에 대한 제약을 하며, 이에 따라 인체의 이용과 생식의 상업화를 배제하고 있다.

유럽평의회의
Convention on Human Rights and Biomedicine

유럽의회는 3가지 관련 결의안을 통과시켰다. 1989년 '유전공학에 관한 결의안'은 인간 배아는 보호받을 필요성이 있으며 자의적인 실험에 사용될 수 없음을 밝히고 있다. 1989년에는 또한 '체외수정에 관한 결의안'이 통과되었다. 결의안은 자궁이식이 가능한 배아의 수를 제한하고 있으며 체외(ex vivo)에서의 유전자 실험의 금지를 요구하고 있다.

유럽평의회는 1996년 11월 '생명학과 의학의 응용에 관한 인권과 인간의 존엄을 보호하기 위한 조약'을 채택하였다. 조약 제12장은 과학의 발전에 부응하기 위하여 부속의정서를 작성할 것을 규정하고 있다. 1997년 2월에 발표된, 인간 복제를 금지하는 부속의정서가 1997년 11월에 채택되었다. 한편 유럽 commission의 생명공학기술발명에 대한 법적 보호에 관한 법률(Directive on the Legal Protection of Biotechnological Inventions, 1997)에서도 의도적 인간 복제에 대해서는 어떠한 특허도 금지한다고 규정하고 있다.

일본

'인간복제기술등의규제에관한법률(이하 인간복제규제법)'이 2000년 10월 30일 참의원에서 의결되었으며, 2001년 6월부터 시행되었다.

인간 복제 배아, 인간과 동물의 생식세포를 수정시킨 교잡 배아, 인간과 동물의 배아를 혼합시킨 배아 등을 인간 또는 동물의 태내에 이식해서는 안 된다. 위반자는 10년 이하의 징역이나 1,000만 엔 이하의 벌금에 처한다(병행 부과도 존재).

대한민국

1997년 핵이식(Somatic Cell Nulear Transfer, SCNT)을 통한 복제 양 돌리의 탄생, 배아 줄기세포의 성립과 이용 가능성의 대두, 유전 지도의 완성 및 유전자 치료 등 일련의 과학적 사건들이 나타남에 따라 정부는 2000년 1월 생명윤리 관련 법률 제정을 추진하기로 하였고, 약 4년에 걸친 토론 끝에 2004년 1월 29일 법률 제7150호 '생명윤리및안전에관한법률(이하 생명윤리법)'이 공포되었다.

생명과학기술은 발전 속도가 빠르면서 그 범위가 광범위하다. 현재 전 세계적으로 문제가 되고 있는 배아 연구라는 문제를 살펴보자. 보조 생식술의 발달에 의하여 체외수정(In Vitro Fertilization, IVF)이 이루어지고, 인공수정에 의한 임신과 출산이 이루어진 것이 1970년의 일이다. 영국의 1997년 윌멋(Wilmut) 연구소에서 복제 양이 태어남으로써 인간 복제의 가능성에 대한 논의가 나타났으며, 배아 줄기세포에 관한 연구가 진행되면서 치료 복제의 개념이 나타났다.

구체적으로 잔여 배아, 연구를 위한 배아 생성, 동종 간 또는 이종 간 체세포핵이식, 생식복제(reproductive cloning), 치료복제(therapeutic cloning), 줄기세포(stem cell)의 추출, 배아 또는 줄기세포의 혼합(chimerism), 실험 방법과 치료적 사용 등과 같이 그 규율 분야가 과학의 발달과 함께 확대하고 있다. 규율 대상이 분화함에 따라 개별법으로의 분화가 불가피하다. 새로운 생명과학기술이 발달함에 따라 법 개정이 빈번할 것으로 판단되는 분야이므로, 단일법으로 규율하고 있는 현재의 법체계를 기본법과 개별법으로 정비하는 것이 필요하다.

[참고 문헌]

이처영, 생명공학 특허전략 개정판(2003), 대광서림.

Martin H Johnson, Robert Edwards: the path to IVF, Reprod Biomed Online. 2011; 23(2): 245-262.

Congregation for the doctrine of the faith, Instruction on respect for human life in its origin and on the dignity of procreation replies to certain questions of the day. 1987.

5. 착상 전 유전자 진단 및 산전 진단에 대한 고찰[151]

2005년 1월부터 생명윤리 및 안전에 관한 법률(이하 생명윤리법)에서 유전자 검사에 대한 구체적인 규율을 하게 되었고, 그중에서 산전 유전자 검사에 대한 규정으로 배아에 대한 착상 전 유전자 진단(Preimplantational Genetic Diagnosis, PGD)과 태아에 대한 산전 진단(Prenatal Diagnosis, PD)을 규정한 후 대통령령에 규정한 62개의 특정 유전 질환 진단을 위해서만 유전자 검사가 가능한 것으로 규정하고 있다. 생명윤리법은 PGD와 PD를 동일하게 규율하고 있다는 것, 특정한 유전 질환으로 62개를 한정적으로 열거하고 있다는 것, 그리고 유전 질환의 진단 목적을 위해서만 유전자 검사를 할 수 있다는 점이 특징적인 내용이다. 그러나 동일한 유전자 검사라고 하더라도 착상 전 배아와 산모의 자궁에 착상한 태아는 그 윤리적 지위가 동일하지 않고 유전 검

---

151 이 글은 대한산부인과 학회지, 2006, 49권, 제12호 2497면 이하에 실렸던 논문을 중심으로 정리한 것임.

사의 목적이 다르기 때문에, 관련된 입법을 동일하게 규정하고 있다는 것은 문제가 된다. 이하에서는 배아와 태아를 구분하고, 다른 나라의 입법 태도를 살펴본 다음 현행 입법에 대한 개선점을 논의하겠다.

유전 질환과 유전자 검사

유전 질환을 찾아내는 진단 방법은 두 가지로 구분된다. 고전적 방법이면서 생체의 기능을 이용한 방법으로는 생화학적 이상 대사산물을 검출하여 유전자 이상을 추정하는 것이다. 과거에 페닐케톤뇨증이나 헤모글로빈 합성 이상을 진단하는 것이 그러하다. 이러한 고전적 방식은 특유한 대사산물을 특정할 수 없는 많은 단일 유전자 이상 질환, 예컨대 낭성섬유증과 같은 경우에 유전 질환의 진단이 어렵다는 한계가 나타난다. 이 경우 특정한 유전자 자체에 대한 분석을 시행하게 되는데 만약 유전자의 결함이 염색체의 수나 구조의 이상으로 나타나는 경우, 예컨대 fragile X syndrome의 경우는 이러한 검사만으로 진단이 가능하게 된다. 정확한 유전자의 이상을 알기 어려운 경우에 연관 분석(linkage analysis)을 통하여 표지 유전자(marker gene)를 찾아내는 것이다. 이후 적절한 정도까지 유전자 위치가 압축되면, 여러 조각으로 분리된 유전자를 직접 분석하여 검출되는 단백질의 이상을 밝혀내는 것이다. 이러한 접근 방식을 통하여 cystic fibrosis, neurofibromatosis, Duchenne muscular dystrophy, polycystic kidney 및 Huntington's disease 등의 유전적 진단이 가능하게 되었다. 문제가 된 유전자가 밝혀지고 정상 유전자를 대조군으로 할 수 있다면 유전자 증폭을 통하여 직접적으로 유전자 이상을 밝혀낼 수도 있다. 유전 질환은 돌연변이(mutation)로 발생하거나, 멘델리언 방식을 통하여 부모로부터 유전될 수 있다.

산전 진단의 방법은 다양하고, 현재도 개발되고 있는 진행형의 과학기술이라고 할 수 있다. 유전 질환의 진단에는 대사 장애로 인한 대사산물을 분석하는 방법이 존재하므로, 유전자 검사는 유전 질환을 진단하기 위하여 유전자의 형태 및 숫자를 판단 기준으로 하는 염색체 핵형을 검사하는 것과 유전자를 증폭하거나 유전자 칩을 이용하는 등의 방법으로 특정 유전자 자체를 분석하는 것에 국한하여 사용하여야 한다.

착상 전 배아에 대한 유전자 검사

착상 전 유전자 진단(Preimplantation Genetic Diagnosis, PGD)는 인공수정에 의하여 발생한 배아에 대하여 수정 후 수 일이 지난 다음에 염색체 또는 특별한 유전적 결함이 있는지를 검사하는 것이다. 배아에 대한 산전 유전자 검사는 여성의 자궁에 착상하기 전 단계에서 이루어지므로, 개념 필연적으로 인공수정에 의하여 생성된 배아에 국한된다. 수정 후 3일이 지나 6~10 세포기가 된 이후에, 수정란에 내포된 하나 또는 두 개의 세포가 채취된다. 검사의 목적에 따라서 중합연쇄반응(Polymerase Chain Reaction, PCR) 또는 형광제자리부합법(Fluorescence In Situ Hybridization, FISH)을 시행하여 유전자 검사를 시행하게 된다. PCR 방법은 보통 염색체 우성, 열성 및 성염색체 유전 질환을 증폭한 유전자를 이용하여 직접 특정한 유전자자리(locus)를 알아보는 것이고, FISH는 형광 물질을 이용하여 염색체 이상을 보는 것이다. 그외 모체로부터 유래할지도 모르는 유전 이상을 검사하기 위해서 난자의 극체(polar body)를 채취하여 유전자 검사를 하는 방법도 있다. 극체 검사는 수정란 이전의 단계인 난자에서 채취하는 것이 가능하므로, PGD에서 문제가 될 수 있는 배아에 대한 침범이라는 윤리적 논란을 피할 수 있다.

PGD를 시행하는 것이 앞으로 태어날 아기에게 특별하게 위험하지 않은지가 문제된다. 이후 태어날 아기에서 착상 전에 시행된 PGD가 원인이 되어 악한 결과가 발생한다면, 윤리적 측면 이전에 기술적인 측면에서 안전하지 못한 검사이므로 이를 받아들이지 못할 이유가 생긴다고 할 수 있다.

유럽의 경우 PGD 시행 기관에 대하여 정부에서 일정한 기준을 정하여 승인해주는 형태를 취하였고, 충분한 능력이 있다고 판정되는 제한된 시설에서만 PGD가 시행되었다. 결론적으로 PGD를 시행한 후 수정란의 발달이 처지는 현상은 없었고, 97% 정도에서 수정란에 영향이 없이 유전 진단이 가능하였다. 2001년 출산 관련 유럽협회(Europe-an Society of Human Reproduction, ESHRE)의 자체 조사 결과 태어난 아기에게서 기형의 발생 빈도는 자연 임신에 의하여 태어난 정상 아기와 차이가 없었고, 유아기 시절에 합병증이 나타나는 빈도가 유의하게 높은 것으로 보고되고 있다. PGD를 시행한 후 의심되느니 유전 질환에 대한 최종적인 검사는 태아에 대한 침습적인 산전 진단을 이용하게 되는 데, 3~4%의 오진율이 보고되고 있다.

배아에 대한 산전 유전자 검사는 인공수정의 성공률을 높이고, 유전적으로 결함이 없는 배아를 착상시키기 위하여 시행되는 의료 시술의 하나이다. 이러한 유전적 결함이 없는 배아의 생성에서 시작한 산전 유전자 검사는 최근에 이르러서 적극적으로 부모가 원하는 유전 형질을 가진 배아를 생성하고자 하는 소위 맞춤 아기(designer baby)의 탄생이라는 문제를 가져왔다. 희귀 혈액 질환이나 암 등을 앓고 있는 자녀를 치료하는 데 이용할 줄기세포를 얻기 위해 시험관 수정기술을 통해 질환 자녀의 세포조직과 완전히 일치하는 특정 배아를 가려내 이 가운데 질병 유전자가 없는 정상적인 배아를 골라 탄생시킨 아기를 말한다.

PGD에 대한 유럽 각국의 태도는 통일되지 못하고 있다.

법에 의하여 허용되는 나라	덴마크, 프랑스, 노르웨이, 스웨덴
법의 규율이 없으면서 가능한 나라	벨기에, 사이프러스, 핀란드, 그리스, 이탈리아, 네덜란드, 포르투갈, 스페인, 영국
법에 의하여 불인정되는 나라	오스트리아, 스위스
법의 규율은 없지만 헌법에 의하여 불인정될 것으로 판단되는 나라	아이레

구체적으로 살펴보면 다음과 같다.

(1) 프랑스

특별한 적응증 없이 심각한 질병을 가진 아이가 출산할 가능성이 굉장하게 증가된 위험(greatly increased risk) 부부의 경우에 PGD를 받을 수 있다고 규정하고 있다. 적절한 유전적 소인으로서 부모 양측 또는 한쪽 부모에게서 유전 질환이 존재한다는 것이 증명되어야 PGD가 허용되며, 이러한 목적 외에는 허용되지 않는다. 이 규정을 엄격하게 해석하면 헌팅톤 병의 가능성이 있는 부모가 자신의 발병 여부는 알고 싶지 않지만, 태어날 아기의 발병 여부를 알아보기 위하여 PGD를 하고자 하는 것은 허용되지 않는다.

2002년 7월 프랑스 국가윤리자문위원회(Comite consultatif national d'ethique pour les sciences de la vie et de la sante, CCNE)는 새로 태어날 아기가 조직을 기증하는 것이 아니라 형제를 치료하기 위하여 줄기세포채취를 위한 제대혈을 제공하는 것이라면 PGD를 하는 것이 허용된다는 의견을 내놓았다. 이러한 의견이라면 전술한 헌팅톤 병의 가능성이 있는 부모가 자신의 발병 여부는 알고 싶지 않지만 건강한 아기를 가지기 위해서 PGD를 신청하는 것이 허용될 여지가 있다고 본다. 프랑스에서는 이러한 목적을 위하여 3군데의 PGD 센터가 승인을 받았으며, 1999년 11월부터 2000년 말까지 260건의 신청이 들어왔고, 127건이 승인되었으며, 승인되지 않은 것은 대부분 기술적 부적합 때문인 것으로 판단된다.

⑵ 영국

1990년에 제정된 The Human Fertilisation and Embryology Act에 의하여 1991년 HFE Authority(HFEA)가 설립되었고, PGD를 시행하는 센터의 승인 권한을 가지고 있다. 유전 질환이 없는 건강한 아기를 출산하기 위해서 PGD를 이용하는 경우에, 질병의 경우 특정한 진단, 염색체 수의 이상은 FISH를 이용하여야 하며, 성염색체를 통하여 유전되는 질병에 대해서는 성별의 판단과 특정 질환의 진단을 동시에 하는 것을 허용하고 있다.

맞춤 아기를 위한 PGD의 이용에 관해서는 HFEA의 태도는 변화가 있었다. 2001년 12월 13일에 HFEA는 PGD가 배아에게 유전 질환이 발생할 가능성이 있을 경우 PGD가 인정되며, 이 경우 유전 질환을 앓고 있는 형제자매(siblings)를 구하기 위해서 부가적인 형태의 조직 적합성 검사가 이용될 수 있을 것이라는 입장을 발표하였다.[152] 2002년 8월 1일에 Diamond-Blackfan Anaemia(DBA)을 앓고 있는 형제를 치료하기 위해서 조직 적합성 검사(Human Leukocyte Antigen, HLA)를 시행하게 해달라는 신청에 대하여, 이 사안의 경우 PGD를 신청한 부모가 보인자(carrier)라는 증거가 없고, DBA를 앓고 있는 형제가 sporadic하게 나타난 돌연변이에 의한 환자라면, 새로이 인공수정으로 태어날 아기가 이러한 질병에 이환될 가능성이 일반 인구 집단에 비하여 높다고 볼 수 없기 때문에, 질병에 이환되지 않은 배아를 선택하기 위한 PGD는 승인할 수 없다고 하였다(2003년 4월 8일).[153] 영국의 항소법원(Court of Appeal)은 '유전 질환에 걸린 형제자매의 생명을 구할 수 있다면 맞춤 아기 출산은 새로운 기술의 합법적 사용'이라는 판결을 하게 되었고, 2004년 9월 6일 영국 인간수정배아위원회(HFEA)는 하시미(the Hashmi) 부부에게 인공수정을 통해 '아들의 혈액과 일치하는 배아를 선택하고 그 배아를 착상시켜 아기를 낳는 것'을 허용한다고 발표했다(2004년 7월 21일).

HFEA는 아픈 가족을 위해서 조직 적합성 검사를 하는 것을 확장하는 정책을 결정한다. 2001년의 PGD에 대한 제한적인 태도로부터 확장된 태도로 변화하는 데는 3년간 시행된 PGD에 대한 배아 손상의 염려가 그다지 높지 않다는 점을 확인하는 의의도 있다(표 1).[154]

---

152 http://www.hfea.gov.uk/PressOffice/Archive/HFEAtoallowtissuetypinginconjunction-with-preimplantationgeneticdiagnosis

153 http://www.hfea.gov.uk/PressOffice/Archive/43573563

154 http://www.hfea.gov.uk/PressOffice/Archive/1090427358

HFEA가 특정한 질병에 걸린 환자에 대하여 센터로 하여금 PGD를 하도록 승인을 하였다고 하여, 그것이 그와 동일한 질병을 가진 모두 환자에 적용되는 것은 아니고, 각각의 환자에 대하여 HEFA의 개별적인 승인을 받을 것을 요구하고 있다.

Examples of CONDITIONS LICENSED	Category
Cancer predisposition - egFamilial Adenomatouspolyposis coli(FAP)[155], Li-Fraumeni syndrome,Neurofibromatosis type 2	Specific diagnosis
Autosomal dominant disorders (eg CrouzonSyndrome, Huntington's disease, myotonic dystrophy)	Specific diagnosis
Autosomal recessivediseases (eg sensorineuraldeafness, Cystic Fibrosis, Spinal muscular atrophy, ectodermal dysplasia)	Specific diagnosis
Haemoglobinopathies (eg Beta thalassaemia, Sickle Cell Disease)	Specific diagnosis
Chromosomal reciprocal translocations, deletions and insertions, Robertsonian translocations, gonadal mosaicism	Specific diagnosis
Chromosome 13, 16, 18, 2122, X, Y	Aneuploidy Screening using FISH
X-linked conditions (eg Adrenoleukodystrophy,Hunters, Haemophilias, LeschNyhan syndrome, Wiskott-Aldrich, Duchenne and Beckermuscular dystrophy, lymphoproliferative syndrome, Fragile X mental retardation)	Sexing and specific diagnoses

표 1 - 착상 전 유전 검사가 허용되는 질병에 대한 예(영국)[156]

---

155 2004년 11월 1일 인정. http://www.hfea.gov.uk/PressOffice/Archive/1099321195

156 http://www.hfea.gov.uk/AboutHFEA/HFEAPolicy/Preimplantationgeneticdiagnosis

(3) 독일

연방 차원에서 직접적인 규정은 없는 상태이고, 착상 전 유전 검사가 배아보호법(The Embryo Protection Law)에 의하여 금지되는 것인지 아니면 합법적인 것인지에 대한 견해의 대립이 존재한다.[157] 전형발육능(totipotent) 배아 세포를 채취하는 것은 배아보호법 제6조에 의한 복제 금지 조항에 의하여 금지되며, 이러한 해석은 동법 제 8조 1항에 의하여 채취된 세포 자체가 배아를 구성하는 것에 의하여 나타난다. 개별 세포가 이러한 전형발육능을 가지지 아니하는 경우는 복제로 볼수는 없다. 그러나 이 행위는 동법 제2조 제1항 배아를 보존하는 목적에 의한 행위라고 할 수 없다는 점에서 다수의 견해는 배아보호법에 위반한다고 해석한다. 이러한 이유로 독일에서는 PGD가 현실적으로 시술되지 못하고 있다.[158]

(4) 미국

연방 차원에서 명시적으로 PGD를 규정한 법률은 없다. 대부분의 주에서 의학적 적응증에 따라서 결정하는 것으로 보인다. 예컨대 2000년 8월 29일 미국에서 맞춤 아기가 처음으로 탄생하였는데, 이

---

[157] Available at http://www.ethikrat.org/_english/main_topics/pndpgd.html/ Accessed at June 13th, 2005.

[158] Genetic diagnosis before and during pregnancy, opinion. Nationaler Ethikrat. 2003:59.

아기는 판코니 빈혈이라는 유전 질환을 앓고 있는 여섯 살짜리 여아에게 조직이 일치하는 골수를 제공할 목적으로 시험관 수정을 통해 태어났다. 여아의 조직과 일치하는 골수를 가진 아기를 낳기 위해 그녀의 어머니는 자신의 난자 12개를 시험관에서 수정시킨 다음 여기서 얻은 10개의 배아 가운데 유전자 검사에서 목적에 맞는 하나를 골라 임신한 뒤 '아담'이라는 이름의 남자 아기를 낳았다. 아담의 제대혈을 아이의 골수에 이식해 3주일 만에 혈소판과 백혈구를 만들어 냄으로써 아이는 정상적인 생활을 할 수 있게 되었다. 이 시술을 담당했던 미네소타 대학은 생명윤리 포럼을 통해 격렬한 논쟁을 벌인 끝에 질병 치료라는 특정 목적을 위해서는 맞춤 아기를 낳을 수 있다는 결론을 내렸다.

태아에 대한 유전 검사

태아의 정상 여부를 알아보기 위한 산전 검사(prenatal diagnosis)에서는 형태적 이상을 알아내기 위한 영상 진단 방법으로서 일반적으로 초음파 검사가 이용되고 있다. 대개 초음파를 시행하면서 얻어진 정보를 바탕으로 좀 더 침습적인 검사를 시행할지를 결정하게 된다. 초음파 검사에서 형태학적인 이상을 발견한 이후, 이것이 염색체 이상과 연관되어 있는지를 알아내기 위해서 양수 천자를 시행하는 것이다.

양수 천자(amniocentesis)는 임신 15주에서 17주가량에 시행하는 것으로서 얻어진 양수 내의 세포를 배양하여 염색체 핵형 검사를 시행할 수 있고, 양수 내의 대사 물질을 이용할 수 있다. Down's syndrome을 찾아내기 위하여 양수에서 triple screening(the alpha-feto-protein, estriol and HCG)을 시행하는 것이 그 한 예다. 융모막 융모 채취(chorionic villus sampling)은 좀 더 이른 시기에 안전한 방법으로 태아 측으로부터 세포를 채취할 수 있다. 제대혈을 채취하여 분석을 할수도 있다.

독일에서는 산전 진단(prenatal diagnosis) 중에서 연간 7만여 건의 산전 유전 검사(prenatal genetic examinations)가 이루어지고 있으며, 산전 검사에서 유전 또는 염색체 이상이 발견되는 경우에, 의학적으로 적응증에 해당한다면 임신 시기의 제한이나 상담 절차를 요구하지 않고 낙태가 가능하다. 의학적 적응증의 판단은 의사가 임신의 지속이 산모의 신체적 또는 정신적 상태에 심각한 해를 미칠 것으로 판단되는 경우로서 이러한 위험이 산모가 받아들일 수 있는 다른 방법으로 제거되지 않는 것이어야 한다. 산전 진단을 전후하여 장애에 대한 사회적 태도를 포함하여, 산전 진단과 관련되어 나타나는 사회적 윤리적 문제를 다루는 임신 상담에 특별하게 중점을 둔다.[159]

영국의 Abortion Act(1967), 미국은 Roe v. Wade 사건[160] 등을 통하

---

159 Available at http://www.ethikrat.org/_english/main_topics/pndpgd.html/ Accessed at June 13th, 2005.

160 Roe et al., v. N. Wade, district Attorney of Dallas County, 410 US. 113(1973)

여 낙태의 자유에 대한 많은 사건들이 있었고, 여성의 자유는 확대되어왔다. 임신 이후 어느 정도의 기간을 정하여 낙태를 허용할 것인가, 어떤 사유를 낙태 사유로 인정할 것인가, 배우자의 동의는 필요한가 하는 문제들이 논의되어왔다. 태아의 유전 질환을 이유로 한 낙태를 인정할 것인가 하는 것은 낙태에 관한 일반적인 논의의 연장선상에 있다고 보아야 한다.

현행 법령상의 PGD와 PD 규정과 문제점

착상 전 유전자 진단의 경우, 배아를 대상으로 하는 유전자 검사이므로 배아 관련 기관 규정의 적용을 받는지 아니면 단순한 유전자 검사 기관의 규정을 받는지가 문제된다. 생명윤리법 제14조의 배아 생성 의료기관은 일정한 시설과 인력을 갖추고 보건복지부 지정을 받도록 하고 있다.

생명윤리법은 제4장 유전자 검사에서 배아에 대한 착상 전 유전 진단을 규정하고 있는데, 동법 제24조에 의하여 유전자 검사 기관은 보건복지부에 신고 사항이고, 제25조 제2항은 유전자 검사를 제한하면서 '유전자 검사 기관은 근이영양증 그 밖에 대통령령이 정하는 유전 질환을 진단하기 위한 목적 외에는 배아 또는 태아를 대상으로 유전자 검사를 하여서는 아니 된다'라고 규정하고 있다. PGD의 경우, 배아에 대한 손상의 가능성을 먼저 고려하여야 하므로, 검사를 시행하는 기관의 정도 관리가 중요하다.

유럽의 경우 개별 기관에 대한 승인을 주고 있으며, 시행에 있어서도 개별 사안에 대한 개별적인 승인을 요구하고 있다. 실질적으로 배아 생성 의료기관 중에서 우수한 인력과 시설을 갖춘 일부 병원에서만 PGD를 수행할 수 있을 것으로 판단된다. 그러므로 일반적인 유전자 검사 기관과 동일하게 규정하는 것은 불합리하고, 배아 생성 기관 중에서 PGD를 실행하는 것의 적합 여부를 판단하여 적정한 수준을 갖춘 의료기관에 대해서만 보건복지부 승인을 주도록 하는 것이 필요하다.

태아에 대한 PD는 일반적인 의료기관에서 시행되어 왔던 고전적 의료기술의 하나이므로, 일반적인 신고만으로 가능하다고 본다. 문제는 산전 진단으로 유전 질환을 진단한 경우, 낙태가 적법하게 시행될 수 있는가 하는 점이 중요하다. 우리나라에서 시행되는 적법한 낙태는 모자보건법상의 인공임신중절 허용 사유로서 규정되고 있다.

> ① 모자보건법 제14조 제1항에 의하면 '본인 또는 배우자가 대통령령이 정하는 우생학적 또는 유전학적 정신장애나 신체질환이 있는 경우(제1호)'에 본인과 배우자(사실상의 혼인관계에 있는 자를 포함한다)의 동의를 얻어 인공임신중절 수술을 할 수 있다. 동법 시행령 제1조 제2항에 의하면 '법 제14조 제1항 제1호의 규정에 의하여 인공임신중절 수술을 할 수 있는 우생

학적 또는 유전학적 정신장애나 신체질환은 다음 각호와 같다. 1. 유전성 정신분열증, 2. 유전성 조울증, 3. 유전성 간질증, 4. 유전성 정신박약, 5. 유전성 운동신경원 질환, 6. 혈우병, 7. 현저한 범죄경향이 있는 유전성 정신장애, 8. 기타 유전성 질환으로서 그 질환이 태아에 미치는 위험성이 현저한 질환'으로 규정하고 있다.

② 이 규정에 대한 법적인 판단을 한 경우로는 부모가 장애아의 출산을 방지할 목적으로 산전 진단을 받았음에도 불구하고 의사의 과실로 장애아의 출산 가능성에 대한 적절한 정보를 제공받지 못함으로써 원치 않은 장애아를 출산한 경우에 부모가 의사를 상대로 하여 아이의 출산으로 인한 손해배상을 구하는 원치 않은 출산(wrongful birth) 소송이 있다. 대법원 98다22857[161] 판결에 의하면 기형아 출산을 특별하게 염려하여 산전 진단을 정기적으로 시행하였으나, 다운증후군을 가진 아이를 출산하게 된 정상 부모가 의사를 상대로 제기한 손해배상 청구 소송에서 출산한 아이의 다운증후군이 유전질환이 아니며, 다운증후군은 모자보건법상의 인공임신중절 사유에 해당하지 않음이 명백하여 원고의 부모가 원고가 다운증후군에 걸려 있음을 알았다고 하더라도 원고를 적법하게 낙태할 결정권을 가지고 있었다고 보기 어려우므로, 원고의 부모의 적법한 낙태결정권이 침해되었음을 전제로 하는 원고

---

161 법원공보, 1999;86:1361.

의 청구를 배척하였다.[162]

③ 이 판결은 위자료 청구 소송에 대한 것이지만 모자보건법상의 임신중절 사유에 대하여 일정한 법리를 제시하고 있다. '우리나라 모자보건법은 인공임신중절 사유로 본인이나 배우자가 대통령령이 정하는 우생학적 또는 유전학적 정신장애나 신체질환이 있는 경우를 규정하고 있고, 모자보건법 시행령 제15조 제2항은 혈우병과 각종 유전성 질환을 규정하고 있을 뿐이므로, 다운증후군은 위 조항 소정의 인공임신중절 사유에 해당하지 않음이 명백하여'라고 판시하고 있다. 이 판결은 다운증후군이라는 질환이 모자보건법 시행령 제15조 2항의 경우, '유전성 정신분열증, 유전성 조울증, 유전성 간질증, 유전성 정신박약, 유전성 운동신경원 질환, 혈우병, 현저한 범죄성향이 있는 유전성 정신장애, 기타 유전성 질환으로서 그 질환이 태아에 미치는 위험성이 현저한 질환에 해당하지 않는 질환이라고 판단한 것으로 보아야 한다.

---

162 이에 대하여는 "임신 후에 의사에게 장애 여부의 확인을 의뢰하였는데 의사의 과실로 장애아인 사실을 밝혀내지 못하였으나 밝혀냈다 하더라도 임신중절이 법적으로 허용되지 않는 경우에는 임신중절이 허용되지 않으므로 장애아를 출산하는 것도 불가피하지만, 이러한 경우에도 미리 장애아인 사실을 알았더라면 그에 대비할 수 있었고, 따라서 장애아 출산으로 인한 충격을 완화시킬 수 있었을 터인데, 그러한 사실을 알지 못하여 더 큰 충격을 받았다면, 이를 이유로 하는 위자료 청구가 가능하다고 한다(윤진수, 醫師의 過失에 의한 子女의 出生으로 인한 損害賠償責任, 법조, 1999;48(8):28-58.)"라는 의견과 "법률에 위반한 행위가 광범위하게 행해진다는 이유만으로 법이 보호해 줄 수는 없을 것이므로 그와 같은 반론은 받아들일 수 없다(金 伸, 원치 않은 아이의 출생과 의사의 손해배상책임, 判例研究, 1999;12:741-760.)"는 견해의 대립이 있다.

모자보건법 제14조 제1항 제1호에서 본인 또는 배우자가 유전 질환 등을 가지는 경우라고 규정한 것을 한정적으로 해석하면 부모가 유전 질환이 없고, 태아가 돌연변이에 의하여 유전 질환이 발생한 경우에, 산전 진단으로 유전 질환을 진단하였다고 하더라도 모자보건법상의 적법한 인공임신중절은 할 수 없는 것이 된다. 이 법규정은 과거 산전 진단 방법에서 유전자 검사가 널리 이용되지 않던 시절에, 본인 또는 배우자의 유전 질환이 확인되는 것만으로도 낙태가 가능하게 하였던 규정이라고 보아야 한다.

부모 중 일방이 유전 질환을 가진다고 하여도, 그 질환의 유전 형태에 따라서 태아가 유전 질환에 이환되지 않을 가능성은 있다. 그럼에도 불구하고, 이러한 검사 없이 낙태가 가능하도록 규정되어 있다는 점은 도리어 이 규정이 비판받아야 할 부분이다. 그러므로 이 조항은 심각한 유전 질환을 가지지 않는 건강한 태아를 가질 권리를 보장하기 위한 의미도 있는 것으로 보아야 한다. 그러므로 태아에게서 심각한 유전 질환이 발견되면 임신한 날로부터 28주 이내인 경우 인공임신중절이 가능한 것으로 보아야 한다.[163]

생명윤리및안전에관한법률시행령 별표 1에 의하면 배아 또는 태아를 대상으로 유전자 검사를 할 수 있는 유전 질환(제14조 관련)에서 62개의 유전 질환을 한정적으로 규정하고 있다. 분류해보면 ① 염색체 이상(수, 구조) ② 멘델 방식의 유전 질환으로서 단일 유전 질환으로 구분할 수 있다. 후자는 보통 염색체우성, 열성, 성염색체 연관 질환으로

---

[163] 모자보건법 시행령 제3조.

구분할 수 있으며 질환의 발병의 기전에 따라 효소 결함, 수용체 결함, 구조, 기능 이상의 비효소 단백질 변이 등으로 구분할 수 있다. 환경과 둘 이상의 유전적 요인이 관여하는 multifactorial inheritance는 제외된 것으로 보이며, 멘델 방식을 따르지 않는 유전 질환과 마이토콘드리아 유전자가 원인이 된 유전 질환에 대하여는 명확한 판단을 할 수가 없다.

유럽의 예를 들면, PGD에 대한 시술을 할 수 있는 기관에 대한 승인을 한 이후 개별적인 사안에 대하여 PGD에 대한 허가 여부를 심사하면서 적용 가능한 유전 질환과 그 기준을 정립해나갔다. 영국의 경우 최근에 이르러서 유전 질환인 가족샘종폴립증(FAP)에 대한 PGD를 인정하면서, 이러한 유전 질환은 확대될 수 있을 것이며, 반면에 너무 희귀한 질환의 경우는 개인의 사생활 보호를 위하여 열거하지 않는다고 하였다. 우리 생명윤리법 대통령령에서 한정적으로 열거한 62가지의 유전 질환을 열거한 것은 PGD에 관한 한 너무 넓게 인정한 것이고, PD에 관한 한 그 제한을 너무 좁게 한 것이다. 의학은 발달하는 것이므로, 한정적으로 열거한다는 것 자체에 무리가 있는 것으로 보인다. 또한 성염색체 관련(X-linked) 유전 질환의 경우에는 태아의 성을 아는 것이 중요한 사항이므로 이러한 경우에 성별을 감별하는 것에 대하여 의료법 제19조의 2에 의하여 금지되고 있는 태아의 성감별행위에 대한 예외로 인정할 필요가 있다.

결론

공식적인 집계는 없지만 우리나라에서는 연간 150만~200만 명의 낙태가 행해지는 것으로 보도된 바 있다. 생명윤리법상의 태아에 대한 유전자 검사는 이러한 불법 낙태가 더욱 합법적으로 행해질 수도 있다는 우려를 가져오고 있다. 배아의 경우는 맞춤 아기라는 윤리적 문제가 더해지고 있다.

특정 목적을 위해 맞춤 아기를 낳을 수 있다는 긍정론과 인간의 존엄성 및 생명윤리에 배치된다는 비판론이 제기되면서 논란이 끊이지 않았다. 이식용 장기생산을 위해 맞춤 아기를 상업적으로 생산할 수 있는 길이 열려 인류의 존엄성을 해치게 된다거나, 맞춤 아기의 탄생 과정에 동반되는 배란, 보조 생식술, 검사의 시행에서 많은 윤리적 문제가 지적되고 있다. 난자를 제공해줄 제3의 여성을 찾는 경우, 치료 목적에 필요치 않는 배아를 폐기 처분하는 과정 등에서도 윤리적 문제가 제기되고 있다. 맞춤 아이의 탄생 후, 제대혈로 치료의 목적을 이루지 못한 경우 침습적인 방법인 골수 채취와 같은 것을 시행하는 것은 어떻게 할 것인가 등도 우려된다. 이것이 아직 전 세계가 이 문제를 동일하게 다루지 못하고 있는 이유가 될 것이다. PGD의 허용 여부에 대한 태도가 다르고, PD에 의한 유전 질환 발견 시 낙태를 허용할 것인가 하는 문제도 완전하게 해결된 것 같지 않다.

우리나라는 모자보건법상 태아가 유전 질환에 걸린 것이 확인되었을 경우 낙태를 적법하게 할 수 있는지에 대하여 명확하게 규정하고 있지 않기 때문에, 산전 진단의 유용성에 의문을 갖게 하고 있다. 또한 배아에 대한 착상 전 유전자 검사와 태아에 대한 유전자 검사를 동일한 조항에서 규정하는 것도 문제가 된다. PGD는 개별적 승인으로 전환하고, 산전 진단과 인공 임신중절 문제에는 다른 논의가 있어야 할 것으로 본다.

[참고 문헌]

Cotran, Kumar, Collins. Robbins Pathologic basis of disease. 6th ed. Saunders.

Genetic diagnosis before and during pregnancy, opinion. Nationaler Ethikrat. German national Ethics Council. 2003.

6. 인공임신중절 또는 낙태

임신과 낙태에 관하여

정자와 난자가 수정을 하면 '수정란'이 되고, 이후 분할(cleavage)을 거치면서 다수 세포로 분열되고, 그것들이 모여서 일정한 형태를 만들면 그것을 배아(embryo)라고 한다. 정상적인 임신 과정이라면 난관 주위에서 수정된 이후 제8세포로 분할된 시기에 자궁내막에 도착하고, 이후 자궁내막에 부착되면서 성장하는 시기를 배아(embryo)라고 한다. 수정 9주 정도에 태반을 형성하여 태아(fetus)로 불리며, 산모 혈액으로부터 영양을 받게 된다. 낙태라고 것은 '태(胎)'를 떨어트린다(落)는 의미이지만, 현재 법적으로 낙태라고 할 때는 산모의 자궁에 위치한 배아 또는 태아 모두에게 해당하는 의미로 사용한다.

이러한 발달 과정을 모르던 시대에는 임신에 의한 태아의 발달을 '태동(胎動)'하는 것으로 인지하였다. 물론 여성이 월경을 건너뛰는 것도 있지만, 그것은 매우 주관적인 것이라 지표로 삼기 어렵고 해서 객관적 지표로 태동을 삼았던 것 같다.

성경을 보자. 코로 생기가 들어가서 살아 있는 존재(창세기 2장 7절)가 되면 보호받을 개체가 되는데, 살인을 한 자는 반드시 죽게 하지만, 임신한 여인을 낙태하게 한 자는 벌금을 내도록 하고 있다(출애굽기 21장). 혼외정사를 하여 임신을 한 여인을 사형에 처하도록 하면서, 같이 죽게 된 태아에 대한 언급은 없다(신명기 22장 21절, 레위기 21장 9절). 성경에는 낙태 자체에 대한 언급은 찾기 어렵다. 임신부가 낙태를 하려는 것이 죄가 되는지에 대한 언급은 기독교 교리의 발달에 따라 후대에 나타나고 있다. 성경에 의하면, 인간은 원죄를 가진 자들이므로 그 죄를 가진 자손을 퍼트리는 것보다는 독신으로 사는 것이 이상적인 삶이 될 것이지만, 현실적으로 그렇게 살기는 어렵기 때문에 어거스틴(Augustine)은 결혼을 할 상태에서 자손을 가질 목적으로만 성행위가 가능했다고 교의(teaching)를 개정하였다. 이 교의에 벗어난 성행위를 하고, 이를 감추기 위해서 낙태를 한다는 것은 죄가 될 수밖에 없었다.

13세기, 토마스 아퀴나스(Thomas Aquinas)는 남자아이는 임신 후 40일이 지나면서, 여자아이는 임신 후 90일이 지나면서 영혼을 받는다고 하였다. 그래서 남자아이를 임신 40일이 지난 다음에 낙태하는 것은 강한 처벌을 받았다.

1870년 교황 비오(Pope Pius IX)는 제1차 바티칸 공의회에서 교황의 칙령에 대한 '무오류'를 선언하였고, 낙태는 비난되었다. 그렇지만 이중

효과론(the doctrine of double effect)에 의하여 자궁 외 임신과 자궁암을 치료하기 위해서 수술을 하고, 그로 인하여 태아가 죽는 것은 허용하였다.

17세기 유럽 관습법은 '태동하는' 태아를 중절시키는 행위조차 기소가 되지 않을 정도로 관심이 없었다. 살기 어려운 시절이니 뱃속의 아기에 대하여 얼마나 관심을 쏟을지는 딴 나라 이야기로 들릴 정도였다. 1803년 영국의 성문법은 태동하는 태아에 대한 낙태를 사형에 처한다고 하였다. 낙태를 사형에 처한다는 과한 형벌로 겁을 주는 위하주의 형법과, 태동을 그 시작으로 한다는 특징이 있었다.

1968년 7월 교황 바오로 6세(Pope Paul VI)는 로마 가톨릭 교회는 어떠한 인공적인 출생 조절(artificial birth control)을 반대한다는 휴마네 비테(Human Vitae)를 발표하였다. 이에 의하면 피임, 낙태, 체외수정 등 출산과 관련된 모든 행위가 폭 넓게 금지된다.

1973년 미국 연방최고법원의 로 대 웨이드 판결(Roe v. Wade)에서 판결 이유를 보면 19세기 미국 주법과 관습법은 현재보다 훨씬 넓은 낙태의 자유를 누리고 있었던 것으로 나온다. 미국에서 낙태가 강한 처벌을 받기 시작한 것은 남북전쟁 이후라고 보고 있으며, 1870년부터 1970년까지 이런 성향을 강하게 보이고 있다고 한다. 이 시기에 미국에서 임신한 여성이 낙태와 관련하여 할 수 있는 방법은 많은 돈을 주고 불법 낙태를 해줄 의사를 찾거나, 혼자서 낙태를 시도하는 것이다. '철사 코트 걸이 낙태(wire-coat-hanger abortion)'라는 단어가 나오고, 자궁 천공, 출혈과 같은 급성 질병 또는 골반 내 감염과 같은 만성 후유증에 시달렸다. 그리고 그 과정에서 수많은 여성들이 사망했다.

용어에 대한 논쟁도 있다. '낙태', 'abortion'이라는 용어에 대하여 '인공임신중절' 또는 'artificial termination of pregnancy, 줄여서 artificial termination'이라는 용어를 써야 한다는 주장도 있다. 낙태라는 용어 자체가 형법상 죄명에 해당하는 것이기 때문에, 중립적인 용어로서 모자보건법에서 사용하는 인공임신중절이라는 용어를 사용해야 한다는 것이다.

낙태의 자유 문제

낙태는 여성의 권리와 태아의 생명권이 충돌하는 문제다. 낙태권의 근거는 다양하게 논의되고 있다. 미국의 Roe v. Wade 사건에서는 privacy권의 하나로서 헌법적 권리로 보고, 소위 3분기론(trimaster)에 근거하여 임신 초기인 1분기에서 산모는 자유로운 낙태의 권리를 가진다고 하였다. 독일의 연방헌법재판소는 임산부의 개성 신장의 자유에 관한 권리에 근거하지만 태아의 생명권이 우선한다고 하였다. 우리나라는 전통적인 남아선호 사상이 낙태의 원인으로 지적된 적이 있었지만, 이제는 낙태 원인으로 언급되지는 않는 것 같으며 이제 그 사유는 여성 신체에 대한 자기결정권으로 보는 견해가 우세하다. 실질적으로 우리나라의 경우 병원에서 낙태가 공공연하게 이루어지고 있으나 처

벌된 예는 극히 드물었고, 모자보건법상의 인공임신중절행위의 사유
가 제한적이라는 비판도 있었다.

낙태죄 위헌: 2017헌바127 결정

형법 제269조(낙태)

① 부녀가 약물 기타 방법으로 낙태한 때에는 1년이하의 징역
   또는 200만원이하의 벌금에 처한다.

② 부녀의 촉탁 또는 승낙을 받아 낙태하게 한 자도 제1항의 형
   과 같다.

③ 제2항의 죄를 범하여 부녀를 상해에 이르게 한 때에는 3년이
   하의 징역에 처한다. 사망에 이르게 한 때에는 7년이하의 징
   역에 처한다.

형법 제270조(의사등의 낙태, 부동의낙태)

① 의사, 한의사, 조산원, 약제사 또는 약종상이 부녀의 촉탁 또
   는 승낙을 받아 낙태하게 한 때에는 2년이하의 징역에 처한다.

② 부녀의 촉탁 또는 승낙없이 낙태하게 한 자는 3년이하의 징
   역에 처한다.

③ 제1항 또는 제2항의 죄를 범하여 부녀를 상해에 이르게 한
   때에는 5년이하의 징역에 처한다. 사망에 이르게 한 때에는
   10년이하의 징역에 처한다.

④ 전3항의 경우에는 7년이하의 자격정지를 병과한다.

낙태죄란 태아를 자연분만기에 앞서서 인위적으로 모체 밖으로 배출하거나 태아를 모체 안에서 살해하는 범죄다. 형법상 낙태죄의 기본적 구성요건은 자기낙태죄이고, 이러한 낙태 행위에 의사가 관여한 경우는 형법 제270조의 업무상 낙태죄가 된다.

일반적으로 형법상 인간이 되는 시기는 '정상 분만이 시작되는 시점'을 기준으로 한다. 규칙적인 진통이 수반되면서 태아의 분만이 시작된 시점을 사람의 시기로 보는데, '진통설'이라고도 하며, 제왕절개술을 시행할 경우 산모의 몸에 수술 칼을 대는 순간을 시기로 본다. 그렇기 때문에, 진통이 시작된 이상 분만 중인 태아라도 성숙한 인간과 동일한 법적 보호를 받기 때문에 살인죄의 객체가 된다.

헌법재판소는 형법 조항(제269조 1항, 270조 1항)의 위헌 제청 사건에서 헌법불합치 및 2020년 12월 31일까지 입법 촉구 결정을 내렸다. 헌법불합치는 헌재가 심판 대상 법률이 위헌이라고 인정하면서도, 해당 법률의 공백에 따른 혼란을 우려해 법을 개정할 때까지 법의 효력을 한시적으로 인정하는 결정을 말한다.

낙태죄 논쟁은 1953년 법이 제정된 이래 66년 동안 이어져왔다. 2012년 헌재(2010헌바402)는 재판관 8명이 참여한 결정에서 4대 4 의견으로 합헌 판정을 내린 적도 있다. 낙태죄 존치를 요구하는 쪽은 태아의 독자적인 생명권을 주장했고, 폐지를 주장하는 쪽은 여성의 자기결정권이 침해된다고 하였다.

후속 입법은 아직 이루어지지 않고 있다. 헌재의 입법 촉구 결정에 따라, 2020년 말 정부가 입법안을 발표한 바 있다.[164] 내용을 보면, 임신 14주까지는 일정 사유나 상담 등 절차와 요건 없이 임신한 여성의 의사만으로 임신 중단이 가능하다. 임신 15주부터 24주까지는 강간에 의한 임신, 임산부의 건강 위험 등 현행 모자보건법이 규정한 조건과 더불어 사회적, 경제적 사유가 있는 경우 '조건부'로 임신 중지를 허용했다. 그 외 사회적·경제적 사유로 임신을 중단할 경우, 모자보건법에서 정한 상담과 24시간의 숙려 기간을 거쳐야 하고, 배우자 동의 요건은 삭제했다.

미국 이야기

낙태에 관한 입법을 이야기하기 위해서는 미국 연방최고법원의 판결 내용을 살펴보아야 한다. 넷플릭스에서 볼 수 있는 다큐멘터리 '제인로 케이스 뒤집기(Reversing Roe)'는 의과대학과 법과대학에서 부교재로 사용될 정도다. 영상의 마지막 즈음에 2020년 대선 직전 복음전도자(evangelist) 단체가 주최한 행사 장면이 나온다. 공개된 장소에서 수많은 청중들과 방송 카메라 앞에서 공화당 대선 후보 도널드 트럼프와 민주당 대선 후보 힐러리 클린턴이 낙태에 관한 자신의 입장을 공개적으로 밝히는 장면은, 거기까지 이슈를 다루어본 적이 없는 우리

---

164 낙태죄: 헌재 판결 1년여 만에 발표한 정부 개정안 논란. BBC 뉴스 코리아. 2020. 10. 7.

나라의 대통령 선거전과 비교하여 매우 인상적이었다. 물론 힐러리는 낙태의 자유를 완전히 지지하였고, 트럼프는 제3분기에 행하여지는 부분 출산 낙태(partial-birth abortion)에 대한 반대 입장을 명백하게 표시하였다. 그리고 이 선거는 트럼프의 승리로 끝이 난다. 아직도 해결되지 않고 논쟁이 진행 중이며, 미 대통령 선거 때마다 이 문제에 대한 후보자의 찬반 입장이 지지 후보를 결정하는 중요한 계기가 되기도 한다.

Roe v. Wade 사건(410 U.S. 113, 1973)

제인 로(Jane Roe)는 자신의 이름을 드러내기 싫은 여성 '노마 맥코비(Norma McCorvey)'가 사용한 가명으로, 그녀는 1969년 강간으로 인한 임신을 하였고, 낙태를 원했으나 텍사스 주법은 낙태를 처벌하고 있었다. 그녀는 소송을 제기할 당시 1970년 낙태를 금지한 텍사스 주 형사법이 여성의 자기결정권을 침해한다고 연방최고법원에 소송을 하였다(여기서 본의 아니게 등장하게 된 Wade는 댈러스 카운티 지방검시안 Henry Wade임). 1973년 연방대법원은 7대 2로 원고 승소 판결을 했다. 이 판결 바로 전에 그리스볼드 대 코네티컷 판결(1965)이 있었는데, 내용상 '주'가 피임을 금지시키는 법률을 제정한 것에 대하여 부부는 피임약을 구입할 수 있는 권리가 있다는 판결이 나오게 된다. 거기서 프라이버시권이 인정되는데, 헌법 수정 제14조 적법절차 조항의 변연부 (penumbra)에서 근본적 권리(fundamental right)인 프라이버시권이 나타난다고 하고 있다. 마찬가지 법리로 낙태 권리는 프라이버시권에 기초하여 존재한다는 판결이며, 이에 따라 연방의 기본적 권리를 침해하는 낙태 금지 주법은 엄격 심사(scrunity test) 대상이 된다.

그러나 판결에 의하면 여성의 낙태권이 절대적인 것은 아니었다. 기간에 따른 제한을 인정하였는데, 이를 임신 삼분기설(trimester system)이라고 한다. 임신 초기에는 낙태를 자유롭게 할 수 있으며, 두 번째 삼분기에는 일정한 사유가 있을 경우에 낙태를 허용하고, 마지막 삼분기에는 일반적으로 낙태가 금지된다. 이러한 판결을 하게 된 이유에는 태아의 체외 생존 가능성(viability)이라는 의학적 판단이 들어갔다. 일단 태아가 체외에서 생존할 정도로 발육한 이후에는 인간 생명의 잠재적 가능성이라는 면에서 '주의 이익'을 증진시키기 위해서 낙태를 규제할 수 있다고 하였다. 물론 이 경우도 산모의 생명을 구하기 위해서 낙태가 의학적으로 필요한 경우에는 예외로 한다. 낙태가 금지되는 임신 후기를 일반적으로 7개월, 28주로 보았다. 한편 체외 생존 가능성이 없는 초기 1분기와 2분기를 구분하였는데, 1분기 말까지 낙태의 결정은 임산부와 주치의의 결정에 맡긴다. 2분기 낙태 사유는 합리적인 방식으로 낙태 과정을 규정할 수 있다고 하여 구체적인 사유를 정하도록 하였다.

플랜드페런트후드 대 케이시 사건

(Planned Parenthood v. Casey, 505 U.S. 833, 1992)

로 대 웨이드 사건 이후에 만들어진 '펜실베니아 낙태조절법(Penn-sylvania Abortion Control Act of 1982)'에 규정된, ① 낙태를 위한 24시간의 숙려 기간을 둘 것, ② 배우자 동의, ③ 미성년자의 경우 부모의 동의, ④ 의학적 응급 상황에 대한 정의, ⑤ 낙태 기록 보관의 다섯 가지 조항이 위헌 심판을 받게 되었다.

미 연방최고법원은 로 대 웨이드 사건의 기본 이론, 즉 수정 제14조에 근거한 프라이버시권으로부터 낙태권이 나온다는 것은 유지하였다. 하지만 삼분법 기준을 폐기하고, 의학 기술의 진전에 따라 생존 가능성을 임신 28주부터 3분기가 되어 체외 생존 가능성이 있다고 본 로 대 웨이드 사건 기준을 폐기했다. 그리고 임신 24주 기준으로 변경하고, 24주 이전 낙태에 대해 '부당한 부담(undue burden)'을 부과하지 못하도록 했다. 그리고 이 기준을 적용하여 심사하면, 위 펜실베니아 낙태조절법에서 낙태를 하기 위하여 배우자의 동의를 구하도록 한 것은 낙태에 대한 부당한 부담으로 판단되어 위헌이라고 했다.

Dobbs v. Jackson Women's Health Organization: Roe v. Wade 뒤집기

2018년 미시시피주에서 'The Gestational Age Act'를 제정하였다. 이 법은 임신 15주 이후 낙태는 금지되며, 예외적으로 응급 상황에서 산모의 생명을 구하기 위하여, 생존이 불가능할 정도의 심각한 태아 기형이 있는 경우에만 낙태를 인정하였다. 미시시피주에서 유일하게 낙태 시술을 하고 있었던 병원 'Jackson Women's Health Organization'이 주 보건 행정 책임자인 보건 국장 도브스(Thomas E. Dobbs)을 상대로 해당 법률에 대하여 위헌 심판을 청구하였다. 도브스 대 잭슨 여성 건강 기구 사건(2022)에서 로 대 웨이드 판결과 플랜드페런트후드 대 케이시 사건에서 인정하였던 법리를 뒤집게 된다. 즉, 수정 헌법 제14조에 의하여 낙태권이 보장되지 않는다고 보았고, 낙태 입법은 주 권한이 되는 것이다. 그러므로 연방은 낙태에 관한 주 입법에 대하여 위헌 심사권을 가지고 있지 않은 것이 된다.

미국 연방최고법원이 5대 4로 지난 50년간 낙태권 보장의 근거가 됐던 '로 대 웨이드' 판결을 뒤집었고, 낙태 허용 여부가 각 주의 판단으로 넘어가게 되었다. 트럼프 정부 시절 6명의 대법관이 교체되며 짙어진 보수 색채가 그대로 드러난 것이다.

인격성에 대한 논쟁

인격체란 어떤 존재인가? 낙태를 정당화하기 위해서 태아란 인격체가 아니라고 논변한다. 앤 웨렌(Mary Anne Warren)은 인격성에 대한 인지적 기준(cognitive criterion)을 주장하면서, 태아는 인격체가 아니라고 한다.

이 주장에 의하면 지속적 식물 상태 환자, 알쯔하이머병과 같은 치매 환자는 '인지'적 기준에 의하면 인격체로서 자격을 잃어버린 것이 된다. 또한 인지적 기준을 충족하지 못한 신생아 또는 뇌성마비 환자역시 생존할 근거가 사라지는 것이다. 반대로 현재 인지적 기준을 충족시키지는 못하지만, 장차 그 기준을 충족할 것이 예상되는 존재를 미리 없애는 것은 잘못된 것이 아닌가 하는 비판이 가능하다.

모자보건법과 인공임신중절

모자보건법 제14조는 일정한 경우 '인공임신중절'을 할 수 있도록 규정하고 있다. 한편 모자보건법을 위반한 인공임신중절행위에 대하여 모자보건법 자체에 처벌 규정은 없다. 그래서 모자보건법에 의한 인공임신중절행위는 낙태죄의 구성요건 해당성은 인정되나 위법성이 조각되는 것이다.

형법상의 낙태죄가 현재 위헌 무효인 상태이고 후속 입법이 되지 않은 상태이기 때문에, 모자보건법상 제14조 규정의 의미를 현재는 특별하게 찾기 어렵다. 하지만 법학계에서는 상당 기간 동안 모자보건법상의 인공임신중절 사유를 확대할 것인지에 대한 논의가 있었다.

제14조(인공임신중절 수술의 허용한계)

① 의사는 다음 각 호의 어느 하나에 해당되는 경우에만 본인과 배우자(사실상의 혼인관계에 있는 사람을 포함한다. 이하 같다)의 동의를 받아 인공임신중절 수술을 할 수 있다. 1. 본인이나 배우자가 대통령령으로 정하는 우생학적(優生學的) 또는 유전학적 정신장애나 신체질환이 있는 경우, 2. 본인이나 배우자가 대통령령으로 정하는 전염성 질환이 있는 경우, 3. 강간 또는 준강간(準強姦)에 의하여 임신된 경우, 4. 법률상 혼인할 수 없는 혈족 또는 인척 간에 임신된 경우, 5. 임신의 지속이 보건의학적 이유로 모체의 건강을 심각하게 해치고 있거나 해칠 우려가 있는 경우

해당 조항에 대한 강한 비판은 '경제적 사유'를 넣어야 한다는 것이다. 부모가 경제적 빈곤으로 인하여 자식을 낳아서 키우는 것을 원치 않을 경우에, 적법하게 임신중절술을 받도록 해야 한다는 것이다. 이에 대하여는 경제적 빈곤이라는 것을 사유로 넣으면 사실상 낙태 사유를 고려하지 않고 낙태를 허용하는 것과 같은 상황이 되기 때문에

이를 허용할 수 없다고 하였다.

대법원 84도1958 [165]

- 인간의 생명은 잉태된 때부터 시작되는 것이고 회임된 태아는
새로운 존재와 인격의 근원으로서 존엄과 가치를 지니므로 그
자신이 이를 인식하고 있든지 또 스스로를 방어할 수 있는지
에 관계없이 침해되지 않도록 보호되어야 한다 함이 헌법 아래
에서 국민일반이 지니는 건전한 도의적 감정과 합치되는 바이
므로 비록 모자보건법이 특별한 의학적, 우생학적 또는 윤리적
적응이 인정되는 경우에 임산부와 배우자의 동의 아래 인공임
신중절 수술을 허용하고 있다 하더라도 이로써 의사가 부녀의
촉탁 또는 승낙을 받으면 일체의 낙태행위가 정상적인 행위이
고 형법 제270조 제1항 소정의 업무상촉탁낙태죄에 의한 처벌
을 무가치하게 되었다고 할 수는 없으며 임산부의 촉탁이 있으
면 의사로서 낙태를 거절하는 것이 보통의 경우 도저히 기대할
수 없게 되었다고 할 수도 없다.
- 모자보건법 제8조 제1항 제5호 소정의 인공임신중절 수술 허
용한계인 임신의 지속이 보건의학적 이유로 모체의 건강을 심
히 해하고 있거나 해할 우려가 있는 경우라 함은 임신의 지속
이 모체의 생명과 건강에 심각한 위험을 초래하게 되어 모체
의 생명과 건강만이라도 구하기 위하여는 인공임신중절 수술

---

165 집, 33(2)형:497면; 법원공보, 1985;757:1025면.

이 부득이하다고 인정되는 경우를 말하며 이러한 판단은 치료행위에 임하는 의사의 건전하고도 신중한 판단에 위임되어 있다. …(중략)… 기록에 의하면(특히 수사기록 207면) 피고인 위○현은 1980. 6. 15. 14:00경 성남시 소재 ○○병원에서 임산부 이○자가 배가 아프고 출혈이 있다고 호소하자 소량의 질출혈이 있음을 확인한 후(위 피고인은 산모의 밑으로 피가 조금 비쳤다고 한다) 태반조기 박리현상이 있는 것으로 진단하고 위 산모는 그밖에 달리 건강에 아무런 이상이 없었고 위 상태로는 산모의 생명에 직접적인 위험이 없음을 알면서도 산모로부터 경제적 사정이 있어서 낙태하여야 한다는 촉탁이 있자 즉시 낙태에 착수하여 일차 시술을 한 후 다음 날 16:00경 질확장기계 및 약물을 사용하여 낙태시술을 마치고 체중 2,200그램, 신장 43센티미터의 태아를 모체 밖으로 배출시킨 사실이 인정되니 위와 같이 임산부에게 태반조기박리증상이 있다고 진단하는 경우라 하더라도 당시 임산부의 생명에 직접적인 위험이 없었다면 일응 임산부의 건강상태를 상당기간 세심히 관찰하면서 임산부와 태아의 건강에 지장이 없이 자연분만이 가능하도록 치료에 임하는 것이 원칙이고 그 치료에도 불구하고 임산부의 건강이 갑자기 악화되는 등 임신의 지속이 모체의 건강을 심히 해할 우려가 있다고 판단되는 부득이한 경우에 이르렀을 때에 인공임신중절의 시술이 허용된다 할 것인바, 앞서 원심이 인정한 바와 같은 임산부의 건강상태에서 바로 낙태를 시술한 피고인의 소위를 같은 법 소정의 허용 사유에 해당하여 위법성이 조각되는 경우라 할 수 없고 기록을 살펴보아도 그와 같은 허용 사유가 존재하였거나 피고인이 그러한 사유가 존재하는 경우로 인식하였다고 보여지지도 않으므로 피고인을 낙태죄로 의율한 원심판결에는 논지와 같은 모자보건법의 법리오해나 사실오인 또는 심리미진의 위법이 있다 할 수 없다.

임산부 뇌사자와 태아

교통사고를 당하여 뇌사 상태인 환자가 임신을 한 경우라면, 태아의 생존을 위하여 뇌사자에게 인공적인 심장박동과 호흡 유지를 요구할 수 있는가? 실질적으로 태아가 임신 초기에 있는 경우보다는 인큐베이터에서 생존이 가능한 시기까지 연장이 문제되고, 이것을 환자의 보호자가 원하지 않는 경우다.

이 문제는 1차적으로 법원의 후견적 역할에 의하여 해결될 수 있다고 본다. 법원의 판단이 나기 전까지는 태아의 생명을 구하기 위한 치료로 보아야 하므로 의사의 치료의무가 우선하는 것으로 보아야 한다.

출산과 관계된 손해배상소송

사람의 권리능력은 출생한 때로부터 취득하므로, 태아는 아직 일반적인 권리 의무의 주체가 아니다. 다만, 민법은 일정한 경우 개별적으로 태아의 이익을 보호하는 규정을 두고 있다.[166] 이 경우 태아는 살아서 태어나야만 이러한 이익을 자신의 것으로 만들 수 있으며, 사산한 경우는 위에서 보호된 이익은 보호되지 않는다. 모체에 있는 동안의 태아의 법적인 지위에 대하여 견해의 대립이 있다.

① 정지조건설은 태아가 살아서 출생한 이후에 권리능력취득의 효과가 문제된 사건이 발생한 시기까지 소급한다는 이론이다. 인격소급설이라고 하며 대법원의 태도이다.[167]

② 해제조건설은 태아는 개별적인 영역에서 제한된 범위에서 권리능력을 가지며 사산한 경우 문제의 사건시까지 소급하여 소멸한다는 견해다. 제한적 인격설이다. 해제조건설의 경우 태아의 상태에서 법정대리인에 의하여 태아의 권리를 보존할 수 있다는 점에서 장점이 있으나, 사산된 경우 법률관계를 다시 결정하여야 하며, 정지조건설의 경우 태아의 권리보호에는 미흡하나, 출생한 이후 법률관계를 시작하므로 법률관계가 안정된다는 장점이 있다. 일

---

[166] 불법행위에 기한 손해배상의 청구(민법 제762조), 상속(제1000조 3항), 대습상속(제1001조), 유증(제1064조).

[167] 대법원 1976. 9. 14. 76다1365.

반적으로 살아서 출생하는 비율이 높기 때문에 태아의 권리를 좀 더 보호하는 것이 타당하다고 본다.

의사가 산모를 산전 진찰하면서 특별한 이상을 알지 못하였는데, 태어난 신생아에게 선천성 기형이 발견된 경우 의사의 과실이 없었더라면 이러한 아기의 출산을 막을 수 있었을 것이라는 점에서 의사에게 손해배상책임을 묻는 경우가 있다. 소송의 형태는 장애를 가진 아기가 원고가 되는 경우를 원치 않는 생명(wrongful life)라 하고, 부모가 원고가 되는 경우는 원치 않는 출산(wrongful birth)라 한다.

원치 않은 생명(wrongful life)

산모가 임신 초기에 풍진에 걸렸으나 의사가 이를 간과한 경우로서, 이후 신생아에게 기형이 발생한 경우 등과 같이 일반적으로 모자보건법상의 적법한 낙태 사유가 존재함에도 이를 간과한 경우다. 원고는 장애를 가지고 태어난 아기가 되며, 대개는 부모가 법정대리인으로서 소송을 수행하게 된다.

원치 않는 출산(wrongful birth)

원치 않는 생명 소송과 동일한 이유에서 소송을 하는 것이지만 원고는 신생아의 부모가 되며, 의사의 과실로 인하여 원치 않는 출산을 하게 되었고 그 결과 태어난 장애아를 평생 돌보는데 들어가는 비용을 청구하는 것, 부모가 장애아의 출산을 방지할 목적으로 산전 진단을 받았음에도 불구하고 의사의 과실로 장애아의 출산가능성에 대한 적절한 정보를 제공받지 못함으로써 원치 않은 장애아를 출산한 경우에 부모가 의사를 상대로 하여 아이의 출산으로 인한 손해배상을 구하는 것 등이 원치 않은 출산(wrongful birth) 소송이다.

대법원 98다22857**168**

기형아 출산을 특별하게 염려하여 산전 진단을 정기적으로 시행하였으나, 다운증후군을 가진 아이를 출산하게 된 정상 부모가 의사를 상대로 제기한 손해배상 청구 소송에서 출산한 아이의 다운증후군이 유전 질환이 아니며, 다운증후군은 모자보건법상의 인공임신중절 사유에 해당하지 않음이 명백하여 원고의 부모가 원고가 다운증후군에 걸려 있음을 알았다고 하더라도 원고를 적법하게 낙태할 결정권을 가지고 있었다고 보기 어려우므로, 원고의 부모의 적법한 낙태결정권이 침해되었음을 전제로 하는 원고

---

168 법원공보, 1999;86:1361면. 이 판결은 위자료 청구 소송에 대한 것이지만 개정 전 모자보건법상의 임신중절 사유에 대하여 일정한 법리를 제시하고 있다. "우리나라 모자보건법은 인공임신중절 사유로 본인이나 배우자가 대통령령이 정하는 우생학적 또는 유전학적 정신장애나 신체질환이 있는 경우를 규정하고 있고, 모자보건법 시행령 제15조 제2항은 혈우병과 각종 유전성 질환을 규정하고 있을 뿐이므로, 다운증후군은 위 조항 소정의 인공임신중절 사유에 해당하지 않음이 명백하여"라고 판시하고 있다. 이 판결은 다운증후군이라는 질환이 모자보건법 시행령 제15조 2항의 경우, '유전성 정신분열증, 유전성 조울증, 유전성 간질증, 유전성 정신박약, 유전성 운동신경원 질환, 혈우병, 현저한 범죄 성향이 있는 유전성 정신장애, 기타 유전성 질환으로서 그 질환이 태아에 미치는 위험성이 현저한 질환'에 해당하지 않는 질환이라고 판단한 것으로 보아야 한다. 모자보건법에서 제14조 제1항 제1호에서 본인 또는 배우자가 유전 질환 등을 가지는 경우라고 규정한 것을 한정적으로 해석하면 부모가 유전 질환이 없고, 태아가 돌연변이에 의하여 유전 질환이 발생한 경우에, 산전 진단으로 유전 질환을 진단하였다고 하더라도 모자보건법상의 적법한 인공임신중절은 할 수 없는 것이 된다. 이 법규정은 과거 산전 진단 방법에서 유전자 검사가 널리 이용되지 않던 시절에, 본인 또는 배우자의 유전 질환이 확인되는 것만으로도 낙태가 가능하게 하였던 규정이라고 보아야 한다. 부모 중 일방이 유전 질환을 가진다고 하여도, 그 질환의 유전 형태에 따라서 태아가 유전 질환에 이환되지 않을 가능성은 있다. 그럼에도 불구하고, 이러한 검사 없이 낙태가 가능하도록 규정되어 있다는 점은 도리어 이 규정이 비판받아야 할 부분이다. 그러므로 이 조항은 심각한 유전 질환을 가지지 않는 건강한 태아를 가질 권리를 보장하기 위한 의미도 있는 것으로 보아야 한다.

의 청구를 배척하였다.[169]

불임 시술의 실패로 인한 출산

정상적인 출산이 이루어졌으나 산모가 전에 불임 시술을 의사에게 요청한 바 있고 의사가 과실로 불임 시술을 하지 못하였다면, 이전에 불임 시술을 시행하기로 한 의사에 대하여 아기의 출생과 관련된 장래 비용을 손해로서 청구할 수 있는가 하는 것이다.

서울고법 96나10449 [170]

둘째 아이를 출산하면서, 가족계획상의 불임 수술을 해달라는 신청을 하였고, 이에 대하여 대학병원 측은 이의 없이 받아들였다. 산부인과 전문의에게 특진을 신청하였으나, 특진 의사가 퇴근

---

169 이에 대하여는 "임신 후에 의사에게 장애 여부의 확인을 의뢰하였는데 의사의 과실로 장애아인 사실을 밝혀내지 못하였으나 밝혀냈다 하더라도 임신중절이 법적으로 허용되지 않는 경우에는 임신중절이 허용되지 않으므로 장애아를 출산하는 것도 불가피하지만, 이러한 경우에도 미리 장애아인 사실을 알았더라면 그에 대비할 수 있었고, 따라서 장애아 출산으로 인한 충격을 완화시킬 수 있었을 터인데, 그러한 사실을 알지 못하여 더 큰 충격을 받았다면, 이를 이유로 하는 위자료 청구가 가능하다고 한다(윤진수, 醫師의 過失에 의한 子女의 出生으로 인한 損害賠償責任, 법조, 1999;48(8):28-58.)"라는 의견과 "법률에 위반한 행위가 광범위하게 행해진다는 이유만으로 법이 보호해줄 수는 없을 것이므로 그와 같은 반론은 받아들일 수 없다(金 伸, 원치 않은 아이의 출생과 의사의 손해배상책임, 判例研究, 1999;12:741-760"는 견해의 대립이 있다.

170 하집, 1996;2:73면.

한 후 야간에 산모가 산통을 호소하여 응급으로 제왕절개 수술을 하게 되었다. 수술은 전공의가 시행하였고, 산모가 원하였던 불임 시술은 과실로 하지 않았다. 이후 산모는 셋째 아이를 임신하여 출산하게 되었다. 이에 대한 손해배상을 청구하였다. 법원은 이에 대하여 "불임 수술 계약의 불이행으로 인하여 원치 않는 아이를 출산한 경우, 분만비 및 위자료 외의 양육비, 교육비에 대해서는 생명권 존중과 친권자의 자녀부양의무에 비추어 손해가 아니다"라고 판시하였다.

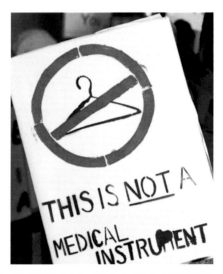

낙태를 불법화하면서 여성의 자기 낙태가 성행하였는데,
옷걸이 철사를 펴서 자궁 내에 찔러 넣는 소위 옷걸이 낙태
(the wire-coat-hanger abortion)를 상징화한 포스터다.

태아 대상 연구

미국에서 낙태에 대한 논쟁이 뜨거웠던 1970년대, 1973년 연방최고법원은 로 대 웨이드(Roe v. Wade) 판결을 내렸다. 판결에 따르면 임신 기간을 셋으로 나누고, 첫 삼분기는 자유롭게 낙태를 인정, 두 번째 삼분기는 임신 지속이 산모의 생명과 건강에 치명적인 영향을 미치는 경우 낙태를 인정, 마지막 삼분기는 임부의 생명을 구하기 위한 급박한 사정과 같이 특별한 사유가 없는 한 낙태를 금지시키는 절충적인 입장을 취하였다. 판결이 나오기까지 미국 각 주에서는 낙태 찬반 논쟁이 치열하게 벌어졌는데, 연방최고법원이 중간적 입장을 채택함으로써 각 주로서는 입법의 방향을 잡기가 더욱 어려운 사정이 되었다.

하지만 임신 첫 삼분기에 시행하는 낙태는 임산부의 프라이버시권에 기초하여 자유롭게 선택할 수 있는 것으로 인정하자, 과학자들은 임신 초기에 살아 있는 태아를 대상으로 시험적 약물을 투여하고 이후 적법한 낙태를 하여 조직 검체를 얻는 태아 연구(research on fetus)를 진행하였다.

임산부가 약물을 섭취할 경우에 그 약물이 태반을 넘어서 태아에게 전달되는지, 태아 혈액 내 농도는 얼마나 될지, 약물의 축적이 태아 발달 과정에 어떠한 영향을 주는지와 같은 질문이 신약 개발 과정에서 매우 중요한 정보가 될 것이라는 점은 예상하기 쉬운 일이었다.

(1) 케네스 에들린 사건

1973년 로 대 웨이드 사건 판결 직후, 케네스 에들린이 수련의로 일하던 보스턴 시립병원에서는 낙태가 예정된 산모를 대상으로 약물 투여 실험이 계획되었다. 어차피 죽을 것이 예정된 태아를 이용하여 약물 실험을 한 것인데, 이 실험에서 클린다마이신(clindamycin)이라는 항생제가 태반을 넘어서 태아의 간에 축적된다는 사실을 알아냈다. 이 실험의 결과로 태아 매독을 치료할 수 있는 한 가지 방법을 찾기도 했다.

(2) 포도당 결핍이 뇌에 미치는 영향 연구

당뇨병 임산부가 저혈당 쇼크에 빠지는 경우 태아는 어떤 영향을 받는지를 알기 위한 연구인데, 이 실험에서는 특히 뇌에 미치는 영향을 알기 위해서 제2분기 태아를 낙태하고 염화칼슘으로 사망하게 한 다음에, 뇌를 적출하여 포도당이 없는 인공 용액에 담가놓고 관찰하였다.

(3) 인공 자궁 연구

제왕절개술로 낙태를 한 다음에 따뜻한 생리 식염수에 넣고 죽어가는 과정을 관찰하였다. 이 연구들은 시행 이후 2년이 지난 1975년 뉴욕 타임즈에 기사로 알려지게 되었는데 비판의 목소리가 높았고, 이로 인하여 태아 대상 연구에 연방정부 연구비 사용을 금지하는 조치가 취해졌다.

　인간을 목적적 존재로 보아야 하고, 수단적 존재로 보아서는 안 된다는 것은 의무론적 윤리관에서 강조하는 원리다. 태아를 이용한 실험에서 이러한 원리를 적용하기 위해서는 태아가 인간인가 하는 문제가 우선적으로 해결되어야 한다. 윤리적 평가에서 인간이라는 것이 명확해진다면, 위에서 언급한 실험들은 인간을 수단으로 대우하였다는 비판을 받을 수 있을 것이다. 만약 그렇지 않다면 어떠한 비판이 가능할 것인가? 미국에서 터스키키 매독 연구에 대한 비판이 나타나고, 인간 대상 연구에 대한 벨몬트 리포트가 발표될 때도 문제가 되었던 부분이다. 이 문제에 대해 명확하게 연구를 중지한다는 조치가 취해졌지만, 금지에 대한 윤리적 기준이 명확하게 제시되었는지는 의문이 있다.